# 薬剤師国家試験のための

# 薬問

## 薬理

# 一問一答問題集

株式会社PASSMED
木元貴祥［著］

秀和システム

# はじめに

これまでに出版した、『薬剤師国家試験のための薬単』『薬剤師国家試験のための病単』(以下、『薬単』『病単』)は、たくさんの薬学生に手に取っていただけて、著者として本当に嬉しく感じています。

一方、「『薬単』や『病単』を購入したものの、上手な利用方法がわからない」といった悩みも耳にすることがありました。それが今回、この薬剤師国家試験のための問題集、『薬問』と『病問』を企画するきっかけとなりました。

『薬問』及び『病問』は、薬学生の声を反映し、学力アップに直結する「一問一答」の問題集として作成しました。もちろん、『薬単』や『病単』をお持ちでない方も使用しやすいよう、「純粋な問題集」として作成しています。

とはいえ、単なる問題集であれば、大手予備校から出版されているものが複数あるなか、わざわざ私たちが作成する必要はありません。ニーズもないと思います。では、『薬問』『病問』の特徴とは？　それは、「最速で得点率8割以上が狙えるようになる問題集」ということです。

具体的には、過去問題からのピックアップを中心としながら、

・長年出題がない分野をカット
・新傾向の問題に対応
・実践問題の問題文をポイントだけ抜き出して短文の問題にリメイク
・解説文は読みやすくシンプルに
・見開きの一問一答形式を採用
・ひっかけ箇所は赤字・太字に

といった工夫をしています。手前味噌ではありますが、ここまでやっている問題集は、他にないように思います。

「6年生になるまでに医療分野に強くなっておきたい」、「少しでも早く得点力を上げたい」、「年明けから国家試験までの最終チェックがしたい」というような方に、この問題集は特に喜んでもらえるのではないかと思います。

『薬単』『病単』と同様、『薬問』『病問』も、皆さまの学習の一助となりましたら幸いです。

2023年8月 木元貴祥

# 本書を利用して効果的な学習を！

## 本書の特長

- 三択問題と一問一答問題で構成しています。
- ★は、★★★（重要度：高）〜★（重要度：低）を示しています。重要度の高い問題から習得を進めていきましょう。
- 繰り返し学習ができるよう、チェックボックスを用意しています。
- 本書の問題は主に第97回から第108回の薬剤師国家試験から作成しています。必要に応じて、第96回以前の薬剤師国家試験問題や新薬を題材にした内容からも出題しています。
- 正答を導き出すためのキーワードやひっかけとなるポイントを、解説では赤字で表記しています。

## 本書を利用した効果的な学習の仕方

◉実力チェック&アップ！

日頃の学習内容のチェックや、できていないところを見つめ直して実力を上げて

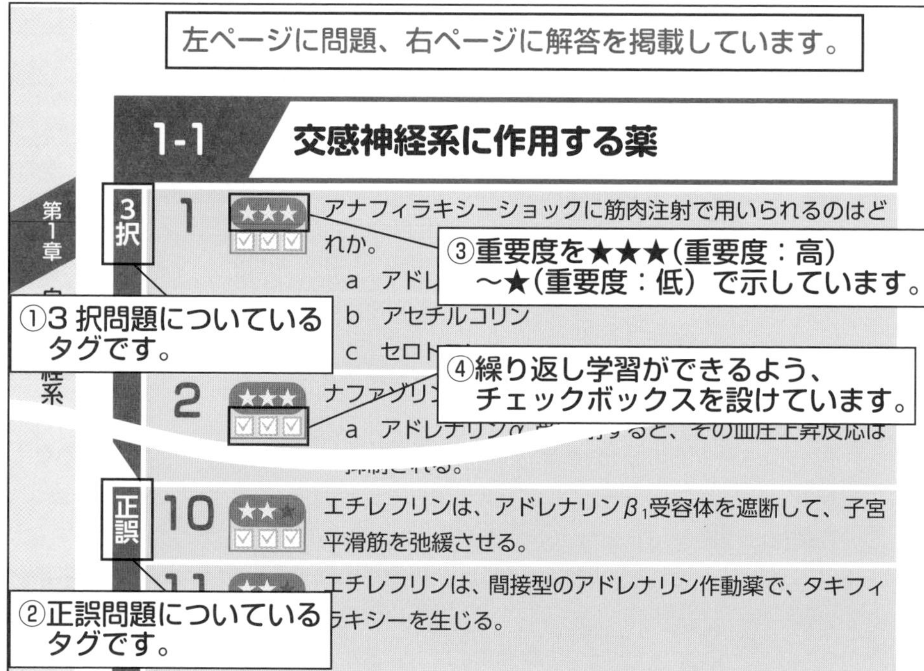

いくための問題集としてご活用ください。もちろん、『薬剤師国家試験のための薬単 試験にでる医薬品暗記帳』とペアでもお使いいただけます。

⦿ひっかけ箇所をマスター！

本書では、「何の薬とのひっかけ問題なのか？」「刺激なのか遮断なのか？」「活性化なのか阻害なのか？」こうしたひっかけ箇所を最大限「明確」に記載しています。ひっかけ箇所を覚えることで得点力を磨きましょう！

⦿繰り返し解きましょう！

一度の学習で習得できるほど、薬学部での学習は甘くありません。繰り返し学習できるように「チェックボックス」を設けてありますので、ぜひご活用ください。

正解できたけれど完全に覚えられていない、間違えてしまった、などの問題は「チェックボックス」に印を残し、特に力を入れて繰り返し解き、記憶に定着させていきましょう！

1-1　交感神経系に作用する薬

解答　交感神経系に作用する薬

第1章 自律神経系に作

1 a アナフィラキシーショックには、アドレナリンの筋肉注射を行う。$\alpha_1$受容体刺激作用による血管収縮や、$\beta_2$受容体刺激作用による気管支拡張により、低血圧や呼吸困難を改善する。

⑤正答を導き出すためのキーワードや、ひっかけとなるポイントワードを赤字で表記し、赤シートに対応しています。

…が収縮し、充血…、強力な血圧上昇作用が現れる。

10 × エチレフリンは、α及びβ受容体を刺激し、血圧上昇などの作用を示す。

11 × チラミンは、間接型のアドレナリン作動薬で、タキフィラキシーを生じる。タキフィラキシーとは、短時間内の反復投与による薬効の減弱をいう。間接型のアドレナリン作動薬は、交感神経

※本書における医薬品名は、問題のポイントとなっている場合を除いて、塩や剤形の名称を省略しています。
※赤シートは本書に付随しておりません。

# 目次

# 第0章

# 薬理学の基礎

## 0-1 用量と反応

3択

**1** 50%有効量はどれか。

a $LD_{50}$
b $ED_{50}$
c $TD_{50}$

**2** 
薬物の安全域の計算式はどれか。

a $LD_{50} \times ED_{50}$
b $ED_{50} \div LD_{50}$
c $LD_{50} \div ED_{50}$

**3** 
アゴニストの作用点に結合するが、受容体の恒常的活性を減弱させるのはどれか。

a 非受容体アンタゴニスト
b 部分アゴニスト
c 逆アゴニスト

**4** 
50%の反応を起こすのに要する作動薬のモル濃度の負の対数値を示すのはどれか。

a $pD_2$
b $pA_2$
c $pD'_2$

**5** 
アゴニストの用量-反応曲線が低用量側にあるほど値が大きいのはどれか。

a $LD_{50}$
b $ED_{50}$
c $pD_2$

**6** 
ある受容体への競合的遮断薬A、B、Cの$pA_2$値がそれぞれ、9.3、7.9、8.2である場合、拮抗作用の強い順番として正しいのはどれか。

a A>C>B
b B>A>C
c C>A>B

# 解答　用量と反応

**1**　**b**

試験動物の半数に薬効が現れる用量を50％有効量（$ED_{50}$）という。試験動物の半数が死亡する用量を50％致死量（$LD_{50}$）という。

**2**　**c**

安全域は$LD_{50}$÷$ED_{50}$であり、その値が大きいほど、その薬物は安全性が高い。$ED_{50}$が小さければその薬が少量で薬効を示すことを、$LD_{50}$が大きければ致死量が大きいことをそれぞれ表す。$LD_{50}$÷$ED_{50}$が大きいということは、最小有効量と致死量の差が大きく、安全性が高いと考えられる。

**3**　**c**

アゴニストの作用点に結合するが、受容体の恒常的活性を減弱させるものを逆アゴニストという。

**4**　**a**

50％の反応を起こすのに要する作動薬（刺激薬）のモル濃度の負の対数値が$pD_2$であり、この値が大きいと強い作動薬といえる。$pA_2$は競合的拮抗薬の効力を、$pD'_2$は非競合拮抗薬の効力を、それぞれ示す。

**5**　**c**

アゴニストの用量-反応曲線が低用量側にあるということは、少しの量で作用を示す、強い作動薬であると考えられる。強い作動薬は$pD_2$が大きい。

**6**　**a**

競合的遮断薬（拮抗薬）の効力は$pA_2$で表され、この値が大きいと強い遮断薬といえる。A（9.3）＞C（8.2）＞B（7.9）が答えとなる。

正誤

7  競合的アンタゴニストを加えることによりアゴニストの用量-反応曲線は矢印のように変化する。

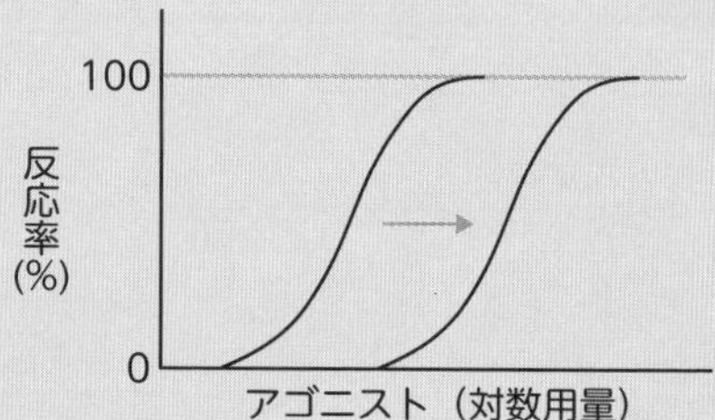


第97回薬剤師国家試験 問27より

8 用量-反応曲線において、部分アゴニストは、完全アゴニストによる最大反応には影響せず、完全アゴニストの用量-反応曲線を低濃度側に平行移動させる。

9 用量-反応曲線において、逆アゴニストは、完全アゴニストの用量-反応曲線を低濃度側に平行移動させる。

10 完全受容体刺激薬は、濃度を上昇させると受容体を最大限に活性化する。

11 部分受容体刺激薬の受容体の立体構造を変化させる力は、完全受容体刺激薬と同等である。

12 部分受容体刺激薬は、完全受容体刺激薬の存在下で相乗作用を示す。

13 部分受容体刺激薬は、固有活性によって最大作用が決まる。

14 部分受容体刺激薬は、内因性受容体刺激物質の作用を変化させない。

**7** ○ 競合的アンタゴニスト存在下で単独投与時と同じ反応を起こすためには、より用量を要する（用量-反応曲線が高用量側へ移動）。非競合的アンタゴニスト存在下では、アゴニストの用量-反応曲線は下図のように変化する。

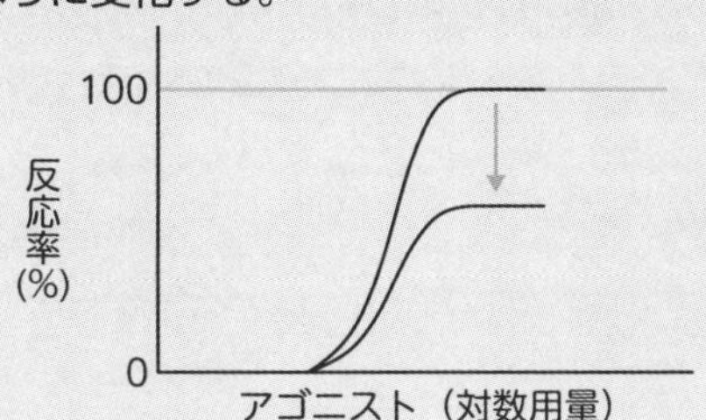


第97回薬剤師国家試験 問27より

**8** × 部分アゴニストには受容体への遮断作用も含まれているため、完全アゴニストの受容体への結合に拮抗する。用量-反応曲線が低濃度側に平行移動するというのは、「より少量で作用するようになる」こと、つまり、協力作用が起こった場合を示している。今回は拮抗的な作用が現れるため、用量-反応曲線は高濃度側へ平行移動すると考えられる。

**9** × 逆アゴニスト存在下では、薬効の発現に通常よりも高い濃度の完全アゴニストが必要となる。逆アゴニストは、完全アゴニストの用量-反応曲線を高濃度側に平行移動させる。

**10** ○ 完全受容体刺激薬（完全アゴニスト）は、濃度を上昇させると受容体を最大限に活性化できる。部分受容体刺激薬（部分アゴニスト）だと濃度を上昇させても受容体を最大限に活性化できない。

**11** × 部分受容体刺激薬は受容体への遮断作用も含まれているため、完全受容体刺激薬と同等の作用は持たない。

**12** × 部分受容体刺激薬は遮断作用も示すため、完全受容体刺激薬の作用を減弱させることがある。

**13** ○ 様々な部分受容体刺激薬があり、各々で、どの程度刺激するのか、遮断するのかは異なる。

**14** × 例えば、ドパミン受容体に作用する部分受容体刺激薬、アリピプラゾールの投与によって、体内のドパミン（内因性受容体刺激物質）の作用できる量には変化が生じる。

15 ★★★ 受容体に結合した競合的遮断薬は、高濃度の刺激薬を共存させても受容体から解離しない。

16 ★★★ 遮断薬のうち、アロステリック部位に結合するものを、競合的遮断薬という。

17 ★★★ 完全受容体刺激薬の内活性は100である。

18 ★★★ 刺激薬の$pD_2$値が大きいほど、効力が小さい。

19 ★★★ $pA_2$値は、競合的遮断薬の効力を示す。

## 0-2 受容体

3択

1 ★★★ インスリン受容体はどれに分類されるか。
- a Gqタンパク質共役型受容体
- b イオンチャネル内蔵型受容体
- c 酵素内蔵型受容体

2 ★★★ 次の伝達物質のうち、Gタンパク質と共役する受容体がないのはどれか。
- a グリシン
- b グルタミン酸
- c $\gamma$-アミノ酪酸(GABA)

3 ★★★ Gタンパク質共役型受容体はどれか。
- a 心房性ナトリウム利尿ペプチド(ANP)受容体
- b ニコチン性アセチルコリン受容体
- c ヒスタミン$H_2$受容体

4 ★★★ $Ca^{2+}$に対して高い透過性を示すイオンチャネル内蔵型受容体はどれか。
- a セロトニン5-$HT_2$受容体
- b グルタミン酸NMDA受容体
- c $GABA_B$受容体

| | | |
|---|---|---|
| 15 | × | 受容体に結合した競合的遮断薬は、高濃度の刺激薬を共存させれば、受容体から解離する。 |
| 16 | × | 遮断薬のうち、刺激薬の作用部位とは異なる「アロステリック部位」に結合するものは、非競合的遮断薬に分類される。 |
| 17 | × | 完全受容体刺激薬の内活性は1である。完全受容体遮断薬の内活性は0である。部分受容体刺激薬の内活性は0から1の間となる。 |
| 18 | × | 刺激薬の$pD_2$値が大きいほど、効力が大きい。 |
| 19 | ○ | $pA_2$値は、競合的遮断薬の効力を示し、その値が大きいほど、遮断作用が強い。 |

## 解答　受容体

| | | |
|---|---|---|
| 1 | c | インスリン受容体は酵素内蔵型受容体に分類され、刺激によりチロシンキナーゼの活性化が起こる。また、インスリン受容体は1回膜貫通型の受容体である。 |
| 2 | a | グリシン受容体は、$Cl^-$チャネル内蔵型の受容体である。グルタミン酸にはGqタンパク質共役型受容体が、GABAにはGiタンパク質共役型受容体($GABA_B$受容体)が、それぞれ存在する。なお、グルタミン酸受容体、GABA受容体ともに、イオンチャネル内蔵型の受容体も存在する。 |
| 3 | c | $H_2$受容体は、Gsタンパク質共役型受容体である。また、ANP受容体は酵素内蔵型(膜結合性グアニル酸シクラーゼ)受容体、ニコチン性アセチルコリン受容体はイオンチャネル内蔵型($Na^+$チャネル)受容体である。 |
| 4 | b | グルタミン酸NMDA受容体は、$Ca^{2+}$に対して高い透過性を示し、刺激により興奮的な反応を起こす。$5\text{-}HT_2$受容体はGqタンパク質共役型、$GABA_B$受容体はGiタンパク質共役型である。 |

5 ★★★ ☑☑☑ Gqタンパク質と共役してホスホリパーゼCを活性化する受容体はどれか。

a ヒスタミン$H_1$受容体
b アセチルコリン$M_2$受容体
c ドパミン$D_2$受容体

6 ★★★ ☑☑☑ Gsタンパク質共役型受容体の刺激により、活性化されるのはどれか。

a ホスホリパーゼC
b アデニル酸シクラーゼ
c グアニル酸シクラーゼ

7 ★★★ ☑☑☑ Gタンパク質共役型受容体は、一本鎖ペプチドが細胞膜を（　）貫通している。（　）に入るのはどれか。

a 1回
b 5回
c 7回

正誤

8 ★★★ ☑☑☑ 細胞膜受容体には、Gタンパク質共役型、イオンチャネル内蔵型及び1回膜貫通型がある。

9 ★★★ ☑☑☑ イオンチャネル内蔵型受容体には、陽イオンを細胞内に流入させる$GABA_A$受容体が含まれる。

10 ★★★ ☑☑☑ アセチルコリン$N_M$受容体を刺激すると、イオンチャネルが開口し、終板電位が発生する。

11 ★★★ ☑☑☑ 脊髄のグリシン受容体が刺激されると、$Cl^-$の透過性が亢進する。

12 ★★★ ☑☑☑ セロトニン5-$HT_3$受容体を刺激すると、イオンチャネルが開口し、抑制性シナプス後電位が発生する。

13 ★★★ ☑☑☑ ATP P2X受容体は、イオンチャネル内蔵型で、ATPが結合すると細胞内に$Na^+$と$Ca^{2+}$が流入する。

14 ★★★ ☑☑☑ Gタンパク質共役型受容体には、アデニル酸シクラーゼ活性化能を持つものがあり、ドパミン$D_2$受容体が含まれる。

**5**　**a**　$H_1$受容体は、Gqタンパク質と共役してホスホリパーゼCを活性化する受容体である。Gqタンパク質共役型の受容体はほかに、$\alpha_1$受容体、$M_1$受容体、$M_3$受容体、$AT_1$受容体など多数存在する。$M_2$受容体と$D_2$受容体は、Giタンパク質共役型受容体である。

**6**　**b**　Gsタンパク質共役型受容体の刺激により、アデニル酸シクラーゼが活性化される。アデニル酸シクラーゼの活性化はcAMPを増加させ、それによって様々な作用が発現する。なお、グアニル酸シクラーゼの活性化はcGMPを増加させ、主に血管拡張作用を発現させる。

**7**　**c**　Gタンパク質共役型受容体はすべて、一本鎖ペプチドが細胞膜を7回貫通している。インスリン受容体のような酵素内蔵型受容体は1回、NN受容体のようなイオンチャネル内蔵型は4～5回、それぞれ一本鎖ペプチドが細胞膜を貫通している。

**8**　**○**　細胞膜受容体には、Gタンパク質共役型、イオンチャネル内蔵型及び1回膜貫通型（酵素内蔵型）がある。

**9**　**×**　イオンチャネル内蔵型受容体には、陰イオン（$Cl^-$）を細胞内に流入させる$GABA_A$受容体やグリシン受容体が含まれる。

**10**　**○**　$N_M$受容体を刺激すると、$Na^+$チャネルが開口し、終板電位が発生する。

**11**　**○**　グリシン受容体や$GABA_A$受容体が刺激されると、$Cl^-$の透過性が亢進する。

**12**　**×**　5-$HT_3$受容体を刺激すると、陽イオンチャネルが開口し、興奮性シナプス後電位が発生する。

**13**　**○**　ATP P2X受容体は、イオンチャネル内蔵型で、ATPが結合すると細胞内に$Na^+$と$Ca^{2+}$が流入する。ATP P2Y受容体は、Gタンパク質共役型である。

**14**　**×**　$D_2$受容体や$\mu$受容体、$\kappa$受容体などのGiタンパク質共役型受容体は、刺激によりアデニル酸シクラーゼ活性を抑制する。$\beta$受容体や$H_2$受容体などGsタンパク質共役型受容体は、アデニル酸シクラーゼ活性化能を持つ。

15 ★★★ ☑☑☑ Gタンパク質共役型受容体には、ホスホリパーゼC活性化能を持つものがあり、アドレナリン$\alpha_1$受容体が含まれる。

16 ★★★ ☑☑☑ 平滑筋のGsタンパク質共役型受容体が刺激されると、小胞体からの$Ca^{2+}$遊離が促進される。

17 ★★★ ☑☑☑ Giタンパク質共役型受容体は、7回膜貫通型で、受容体の刺激によりアデニル酸シクラーゼを抑制する。

18 ★★★ ☑☑☑ 心筋のGiタンパク質共役型受容体が刺激されると、$K^+$の細胞外流出が抑制される。

19 ★★★ ☑☑☑ 血管内皮細胞のアセチルコリン$M_3$受容体が刺激されると、Gqタンパク質を介して一酸化窒素合成酵素が阻害される。

20 ★★★ ☑☑☑ ヒスタミン$H_1$受容体を刺激すると、Gsタンパク質を介してアデニル酸シクラーゼが活性化され、細胞内cAMP濃度が上昇する。

21 ★★★ ☑☑☑ アドレナリン$\alpha_1$受容体が刺激されると、Gqタンパク質を介してホスホリパーゼCが活性化され、イノシトール三リン酸及びジアシルグリセロールが産生される。

22 ★★★ ☑☑☑ アドレナリン$\alpha_2$受容体を刺激すると、Gqタンパク質を介してホスホリパーゼCが活性化され、イノシトール三リン酸及びジアシルグリセロールが産生される。

23 ★★★ ☑☑☑ バソプレシン$V_2$受容体が刺激されると、受容体分子内のイオンチャネルが開口し、興奮性シナプス後電位が発生する。

24 ★★ ☑☑☑ オピオイド$\kappa$受容体を刺激すると、Giタンパク質を介してアデニル酸シクラーゼ活性が抑制され、細胞内cAMP濃度が減少する。

25 ★★ ☑☑☑ アンジオテンシンⅡ$AT_1$受容体は、イオンチャネル内蔵型で、アンジオテンシンが結合すると細胞内に$Cl^-$が流入する。

26 ★★ ☑☑☑ 核内受容体には、細胞質においてリガンドと結合したのち核内に移行し、遺伝子の転写を調節するものがあり、バソプレシン$V_1$受容体が含まれる。

| | | |
|---|---|---|
| 15 | ○ | $\alpha_1$受容体や$H_1$受容体などのGqタンパク質共役型受容体は、ホスホリパーゼC活性化能を持つ。 |
| 16 | × | 平滑筋のGqタンパク質共役型受容体が刺激されると、小胞体からの$Ca^{2+}$遊離が促進され、平滑筋の収縮が促される。$\alpha_1$受容体刺激による、血管平滑筋の収縮を例に考えるとよい。 |
| 17 | ○ | Gタンパク質共役型受容体は、すべて7回膜貫通型である。 |
| 18 | × | Giタンパク質共役型受容体の刺激は、**抑制**的な反応に結び付く。$K^+$の細胞外流出は**促進**され、**過**分極を起こし、心拍数は**減少**する。 |
| 19 | × | 血管内皮細胞の$M_3$受容体が刺激されると、Gqタンパク質を介して一酸化窒素合成酵素は**活性化**される。 |
| 20 | × | $H_2$受容体を刺激すると、Gsタンパク質を介してアデニル酸シクラーゼが活性化され、細胞内cAMP濃度が上昇する。 |
| 21 | ○ | $\alpha_1$受容体が刺激されると、Gqタンパク質を介して**ホスホリパーゼC**が活性化され、イノシトール三リン酸及びジアシルグリセロールが産生される。 |
| 22 | × | $\alpha_2$受容体を刺激すると、Giタンパク質を介して、アデニル酸シクラーゼ活性が**抑制**され、cAMPが**減少**する。 |
| 23 | × | $V_2$受容体が刺激されると、**Gsタンパク質**を介して、アデニル酸シクラーゼが活性化され、cAMPが増加する。 |
| 24 | ○ | $\mu$受容体や$\kappa$受容体を刺激すると、Giタンパク質を介してアデニル酸シクラーゼ活性が抑制され、細胞内cAMP濃度が減少する。 |
| 25 | × | $AT_1$受容体が刺激されると、Gqタンパク質を介して、小胞体からの$Ca^{2+}$遊離が促進される。 |
| 26 | × | 核内受容体には、細胞質においてリガンドと結合したのち核内に移行し、遺伝子の転写を調節するものがあり、**糖質コルチコイド**受容体などが含まれる。$V_1$受容体はGqタンパク質共役型の細胞**膜**受容体であり、$\alpha_1$受容体同様、血管**収縮**作用を示す。 |

27 上皮増殖因子(EGF)受容体は、1回膜貫通型で、活性化されるとチロシン残基の自己リン酸化が起こる。

28 インターフェロンα(INF-α)受容体が刺激されると、JAK(ヤヌスキナーゼ)のチロシンキナーゼが活性化される。

29 心房性ナトリウム利尿ペプチド(ANP)受容体は、イオンチャネル内蔵型である。

30 心房性ナトリウム利尿ペプチド(ANP)受容体が刺激されると、可溶性グアニル酸シクラーゼが活性化される。

31 腎臓のナトリウム利尿ペプチド(ANP)受容体が刺激されると、チロシンキナーゼの活性化による自己リン酸化が起こる。

32 インスリン受容体が刺激されると、インスリン受容体βサブユニットの自己リン酸化が起こる。

33 インスリン受容体が刺激されると、受容体の細胞質領域に存在するチロシンキナーゼが活性化され、インスリン受容体基質がリン酸化される。

34 血管内皮増殖因子(VEGF)受容体は、1回膜貫通型である。

35 酵素共役内蔵型受容体には、細胞膜を1回貫通し細胞内に酵素活性を持つか、酵素に直接結合するものがあり、インスリン受容体が含まれる。

36 サイトカイン受容体は、核内に存在する。

37 タキフィラキシーとは、短時間の反復投与による薬物に対する反応性の減弱のことをいう。

| | | |
|---|---|---|
| 27 | ○ | EGF受容体は、1回膜貫通型で、活性化されると内蔵されているチロシンキナーゼによりチロシン残基の自己リン酸化が起こる。 |
| 28 | ○ | INF-α受容体が刺激されると、JAKの**チロシンキナーゼ**が活性化される。 |
| 29 | × | ANP受容体は**酵素内蔵**型受容体であり、刺激されると、膜結合型グアニル酸シクラーゼが活性化され、cGMPが増加する。 |
| 30 | × | ANP受容体は酵素内蔵型受容体であり、刺激されると、**膜結合型**グアニル酸シクラーゼが活性化され、cGMPが増加する。 |
| 31 | × | ANP受容体を刺激すると、膜結合型**グアニル酸シクラーゼ**の活性化によりcGMPが**増加**し、血管拡張や利尿などの反応が進む。ANP受容体を刺激するものに**カルペリチド**がある。 |
| 32 | ○ | インスリン受容体が刺激されると、**チロシンキナーゼ**によって、インスリン受容体βサブユニットの自己リン酸化が起こる。これによって、骨格筋や脂肪、肝臓においてグルコーストランスポーターの細胞膜上への移動が引き起こされる。 |
| 33 | ○ | インスリン受容体が刺激されると、受容体の細胞質領域に存在する**チロシンキナーゼ**が活性化され、インスリン受容体基質がリン酸化される。 |
| 34 | ○ | VEGF受容体は、1回膜貫通型の酵素内蔵型受容体であり、刺激によりチロシンキナーゼの活性化が起こる。 |
| 35 | ○ | 酵素共役内蔵型受容体には、細胞膜を1回貫通し細胞内に酵素活性を持つか、酵素に直接結合するものがある。具体的には、**インスリン**受容体や**EGF**受容体、**VEGF**受容体などがある。 |
| 36 | × | インターロイキン(IL)などのサイトカインに対する受容体は、細胞**膜**に存在する。 |
| 37 | ○ | タキフィラキシーとは、**短**時間の**反復**投与による薬物に対する反応性の**減弱**のことをいう。チラミンなどの**間接**型アドレナリン作動薬に見られる。 |

# 0-3 副作用と薬物依存

3択

1 ★★★ ☑☑☑ 長期連用により精神的依存を起こすが、身体的依存は生じにくいのはどれか。

a メタンフェタミン
b モルヒネ
c アルコール(エタノール)

2 ★★★ ☑☑☑ 薬物の投与を中止すると退薬症候群が現れる状態はどれか。

a 精神的依存
b 身体的依存
c 耐性

3 ★★★ ☑☑☑ 薬物を長期的に反復投与することで、薬物の使用量を増やさなければ効果が維持できない状態はどれか。

a 耐性
b 精神的依存
c タキフィラキシー

4 ★★★ ☑☑☑ 主作用以外のすべての作用を示すのはどれか。

a 薬理作用
b 副作用
c 有害事象

正誤

5 ★★★ ☑☑☑ テトラヒドロカンナビノールは、身体的依存を生じるが、精神的依存は生じない。

6 ★★★ ☑☑☑ コカインの長期連用は、精神依存を起こすが、身体依存を起こしにくい。

7 ★★★ ☑☑☑ エタノールは、身体的依存及び精神的依存を生じる。

8 ★★★ ☑☑☑ 依存性薬物は、脳内報酬系におけるドパミン作動性神経を抑制する。

# 解答　副作用と薬物依存

**1　a**　メタンフェタミンは**覚醒剤**の1つである。**覚醒剤**や**幻覚薬**（LSD、メスカリン）は、精神的依存、耐性を示すが、**身体**依存は生じにくいという特徴を持つ。モルヒネやアルコールは、精神的依存、身体的依存、耐性のすべてを示す。

**2　b**　薬物の投与中止により退薬症候群（離脱症状、禁断症状）が現れる状態を、**身体的**依存という。

**3　a**　薬物を長期的に反復投与することで、薬物の使用量を増やさなければ効果が維持できない状態を**耐性**という。短期的な反復投与で起こる効果の減弱は**タキフィラキシー**である。

**4　b**　主作用以外のすべての作用を**副作用**といい、**副作用**の中でも薬物との因果関係がはっきりしないものを含めた好ましくない作用を**有害事象**という。

**5　×**　精神的依存を起こすが、身体的依存や耐性を起こしにくいものに、**テトラヒドロカンナビノール**（**大麻**の含有成分）や**コカイン**がある。

**6　○**　精神的依存を起こすが、身体的依存や耐性を起こしにくいものに、**テトラヒドロカンナビノール**（**大麻**の含有成分）や**コカイン**がある。

**7　○**　**アルコール**（**エタノール**）は、身体的依存及び精神的依存、さらには耐性を生じる。

**8　×**　依存性薬物は、脳内報酬系におけるドパミン作動性神経を**活性化**する。ドパミン作動性神経の**活性化**が快感となり、依存が形成される。

9 ニコチンは、中脳辺縁ドパミン神経系を活性化する。

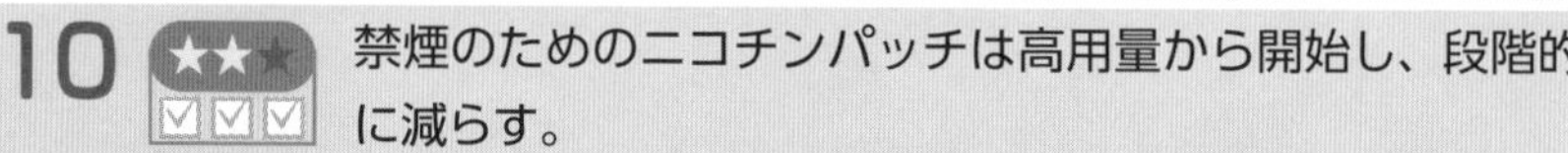

10 禁煙のためのニコチンパッチは高用量から開始し、段階的に減らす。

11 禁煙のためのニコチンパッチは、妊婦にも使用できる。

12 炭酸飲料は口腔内からのニコチンガムの吸収を促す。

13 ゾピクロンとニコチンは、いずれも精神的依存を起こすが、身体的依存は生じない。

14 ジスルフィラムは、グルタミン酸NMDA受容体を遮断して飲酒欲求を抑制する。

15 慢性疼痛下のがん患者に適正に使用されたモルヒネは、精神依存を起こしにくい。

16 バレニクリンは、ニコチン性アセチルコリン受容体の部分刺激薬であり、ニコチン依存症の喫煙者の禁煙による退薬症候を軽減する。

17 バレニクリンは、眠気などの副作用が問題となり、また少量から徐々に増量する。

| | | |
|---|---|---|
| 9 | ○ | 煙草に含まれるニコチンは脳内報酬系におけるドパミン作動性神経を活性化する。ドパミン作動性神経の活性化が快感となり、喫煙への依存が形成される。 |
| 10 | ○ | ニコチンパッチは、高用量から開始し、8～10週間かけて徐々に減量する。禁煙に伴う離脱症状の改善に使用する。 |
| 11 | × | 催奇形性などの報告があり、ニコチンパッチの妊婦や授乳婦への使用は禁忌である。 |
| 12 | × | ニコチンガムは酸性条件で吸収性が低下する。炭酸飲料は口腔内を酸性に傾ける。 |
| 13 | × | ゾピクロン(非ベンゾジアゼピン系薬)とニコチンは、いずれも精神的依存、身体的依存、耐性を引き起こす。 |
| 14 | × | ジスルフィラムによる嫌酒作用は、アルデヒド脱水素酵素(アルデヒドデヒドロゲナーゼ)を阻害し、飲酒時にアセトアルデヒドの血中濃度を上げることに由来する。 |
| 15 | ○ | 健常者と比べてがん性疼痛が現れている患者では、モルヒネの依存などは現れにくく臨床上ほとんど問題とならない。 |
| 16 | ○ | バレニクリンは中枢内$\alpha_4\beta_2$ニコチン受容体に対して部分刺激薬として作用する。刺激作用でドパミン報酬系の活性化を保ちつつ、遮断作用も示すため、禁煙に伴う離脱症状の改善に使用する。 |
| 17 | ○ | バレニクリンを服用中のめまいや傾眠により、自動車事故を起こした報告がある。8週間かけて増量し、8週目からは完全に禁煙とする。バレニクリンによる治療は12週間で完結する。 |

## 覚えてる？ 暗記で差がつくポイント！

- 安全域＝$LD_{50}$÷$ED_{50}$は確実に答えられるようになろう！
- 陰イオンチャネルを内蔵している受容体は①$GABA_A$受容体、②グリシン受容体くらいのもの。
- カルペリチドの理解が試される、ANP受容体の出題頻度は意外に高い！ANP受容体の刺激で、膜結合型グアニル酸シクラーゼが活性化する。
- 依存が問題となるものの中で、①大麻（テトラヒドロカンナビノール）、②コカイン、③覚醒剤（メタンフェタミン、アンフェタミン）の3つは身体的依存を生じにくい。

# 第1章

# 自律神経系に作用する薬

# 1-1 交感神経系に作用する薬

3択

**1** 

アナフィラキシーショックに筋肉注射で用いられるのはどれか。

a アドレナリン
b アセチルコリン
c セロトニン

**2**

ナファゾリンの充血除去作用の機序はどれか。

a アドレナリン$\alpha_1$受容体刺激
b アドレナリン$\alpha_2$受容体遮断
c アドレナリン$\beta_1$受容体刺激

**3**

リトドリンの子宮収縮抑制の作用機序はどれか。

a アドレナリン$\alpha_2$受容体刺激
b アドレナリン$\beta_1$受容体遮断
c アドレナリン$\beta_2$受容体刺激

**4**

アドレナリン$\beta_2$受容体刺激薬の薬理作用はどれか。

a 瞳孔散大筋収縮
b 気管支平滑筋弛緩
c グリコーゲン分解抑制

**5**

プロプラノロールは、気管支喘息患者において気管支狭窄を起こすことがある。この作用機序はどれか。

a アドレナリン$\alpha_1$受容体遮断
b アドレナリン$\beta_2$受容体遮断
c ヒスタミン$H_1$受容体遮断

**6**

腎臓の傍糸球体細胞で、レニン分泌を抑制する機序はどれか。

a アドレナリン$\alpha_1$受容体遮断
b アドレナリン$\alpha_2$受容体遮断
c アドレナリン$\beta_1$受容体遮断

**7** 

ラベタロールが反射性頻脈の発生を抑える機序はどれか。

a アドレナリン$\alpha_1$受容体遮断
b アドレナリン$\beta_1$受容体遮断
c アドレナリン$\beta_2$受容体刺激

## 解答　交感神経系に作用する薬

**1**　**a**　アナフィラキシーショックには、アドレナリンの筋肉注射を行う。$\alpha_1$受容体刺激作用による血管収縮や、$\beta_2$受容体刺激作用による気管支拡張により、低血圧や呼吸困難を改善する。

**2**　**a**　ナファゾリンの$\alpha_1$受容体刺激作用により、血管が収縮し、充血が除去される。

**3**　**c**　リトドリンの$\beta_2$受容体刺激作用により、子宮平滑筋は弛緩するため、切迫早産、切迫流産に使用される。

**4**　**b**　$\beta_2$受容体の刺激により、気管支、子宮、膀胱などの平滑筋は弛緩する。また、グリコーゲン分解は促進され、血糖値は上昇する。

**5**　**b**　$\beta_2$受容体の遮断により、気管支平滑筋の弛緩が抑制され、気管支喘息患者においては気管支の狭窄を招くことがある。

**6**　**c**　腎臓の傍糸球体細胞の$\beta_1$受容体の遮断により、レニン分泌は抑制される。

**7**　**b**　ラベタロールは、$\alpha_1$,$\beta$受容体遮断薬である。$\alpha_1$受容体遮断による血管拡張は反射性頻脈の原因となるが、$\beta_1$受容体遮断によって心機能を抑制できるため、反射性頻脈は現れにくい。

**8** 

麻酔したラットにおいてフェントラミン処置後にアドレナリンを静脈内投与すると、アドレナリンの昇圧作用は認められず、降圧作用のみが見られた。この現象を生じさせたフェントラミンの機序はどれか。

a　アドレナリン$\alpha_1$受容体遮断
b　アドレナリン$\alpha_2$受容体遮断
c　アドレナリン$\beta_1$受容体刺激

**9**

麻酔したイヌの血圧測定実験に関する記述のうち、正しいのはどれか。

a　フェントラミンを前もって静脈内注射したのち、ノルアドレナリンを静脈内注射すると、血圧は下降する。
b　チラミンを静脈内注射すると、血圧は上昇する。この現象は、イミプラミンを前もって静脈内注射しておくと抑制される。
c　レセルピンを24時間前に投与しておいた後に、ノルアドレナリンを静脈内注射すると、その血圧上昇反応は抑制される。

正誤

**10**　エチレフリンは、アドレナリン$\beta_1$受容体を遮断して、子宮平滑筋を弛緩させる。

**11**　エチレフリンは、間接型のアドレナリン作動薬で、タキフィラキシーを生じる。

**12**　フェニレフリンは、アドレナリン$\alpha_1$受容体を選択的に刺激して、血管収縮や散瞳を起こす。

**13**　フェニレフリンは、アドレナリン$\alpha_1$受容体を刺激し、アドレナリンより持続的に血圧を上昇させる。

**14**　ミドドリンは、アドレナリン$\beta_2$受容体を刺激することで、子宮平滑筋を弛緩させる。

**15**　ナファゾリンは、アドレナリン$\beta_2$受容体を刺激し、鼻粘膜血管を拡張させる。

| | | |
|---|---|---|
| 8 | a | フェントラミンは、$\alpha_1$,$\alpha_2$受容体をともに遮断するが、降圧作用に関わるのは$\alpha_1$受容体遮断作用である。また、α受容体が遮断された状態でアドレナリンを静脈内に投与すると、血管平滑筋の$\beta_2$受容体が刺激されるため、血管は**拡張**する。 |
| 9 | b | イミプラミンによってノルアドレナリンの神経への再取り込みが阻害され、神経終末部、小胞体内のノルアドレナリンは**減少**する。チラミンは、神経終末部のノルアドレナリンを叩き出す作用を持つため、イミプラミンの前処置により、その作用は**抑制**される。アドレナリンと異なり、ノルアドレナリンは$\beta_2$受容体刺激作用が**弱く**、$\beta_2$受容体の**少ない**血管では血管拡張作用はほぼ現れない。レセルピンによって神経終末部のノルアドレナリンが**枯渇**すると、αやβ受容体の数や反応性が**増加**し、その状態でノルアドレナリンを静脈内に注射すると、強力な血圧上昇作用が現れる。 |
| 10 | × | エチレフリンは、α及びβ受容体を**刺激**し、血圧上昇などの作用を示す。 |
| 11 | × | **チラミン**の記述である。チラミンは、間接型のアドレナリン作動薬で、タキフィラキシーを生じる。タキフィラキシーとは、短時間内の反復投与による薬効の**減弱**をいう。間接型のアドレナリン作動薬は、交感神経節後線維終末部からノルアドレナリンを叩き出す。短時間内の反復投与は、ノルアドレナリンを枯渇させ、薬効の**減弱**を招く。 |
| 12 | ○ | フェニレフリンは、$\alpha_1$受容体を選択的に**刺激**して、血管収縮や散瞳を起こす。 |
| 13 | ○ | フェニレフリンは、MAOやCOMTによる代謝を**受けにくい**ため、アドレナリンなどの**カテコールアミン**よりも**持続的**に作用する。 |
| 14 | × | ミドドリンは、$\alpha_1$受容体を選択的に刺激して、血管収縮や散瞳を起こす。 |
| 15 | × | ナファゾリンは、$\alpha_1$受容体を選択的に刺激し、鼻粘膜の血管を収縮させ、鼻閉を改善する。 |

16 ★☆☆ ☑☑☑ メトキサミンは、アドレナリン$\alpha_1$受容体を刺激し、末梢血管を収縮させる。

17 ★★☆ ☑☑☑ イソクスプリンは、血管平滑筋のアドレナリン$\beta_2$受容体を刺激する。

18 ★★★ ☑☑☑ ドブタミンは、アドレナリン$\beta_1$受容体を選択的に刺激して、心筋収縮力を増大させる。

19 ★★☆ ☑☑☑ サルブタモールは、アドレナリン$\alpha_1$受容体を選択的に刺激して、血管平滑筋を収縮させる。

20 ★★★ ☑☑☑ プロカテロールは、アドレナリン$\beta_2$受容体を刺激し、気管支平滑筋を弛緩させる。

21 ★★☆ ☑☑☑ プロカテロールは、血清カリウム値を上昇させる。

22 ★★☆ ☑☑☑ サルメテロールは、気管支平滑筋のアセチルコリン$M_3$受容体を選択的に遮断する。

23 ★★★ ☑☑☑ クレンブテロールは、アドレナリン$\alpha_2$受容体を選択的に刺激して、血管平滑筋を弛緩させる。

24 ★★☆ ☑☑☑ リトドリンの使用により、頻脈が現れることがある。

25 ★★★ ☑☑☑ ミラベグロンは、膀胱平滑筋（排尿筋）のアドレナリン$\beta_3$受容体を遮断することで蓄尿機能を高める。

26 ★★☆ ☑☑☑ ビベグロンには強い催奇形性があり、生殖可能年齢の患者にはできる限り投与しない。

27 ★★☆ ☑☑☑ チラミンは、節後線維終末においてシナプス小胞からのノルアドレナリン遊離を促進する。

28 ★★☆ ☑☑☑ チラミンは、短時間内に反復的に静脈内投与されると、その昇圧作用が次第に弱くなる。

16 ○ メトキサミンは、$\alpha_1$受容体を刺激し、末梢血管を収縮させる。

17 ○ イソクスプリンは、非選択的$\beta$受容体刺激薬である。$\beta_1$,$\beta_2$受容体をともに刺激する。

18 ○ ドブタミンは、$\beta_1$受容体を選択的に刺激し、心筋収縮力を増大させるため、急性循環不全に用いられる。

19 × サルブタモールは、$\beta_2$受容体を選択的に刺激して、気管支平滑筋を弛緩させる。気管支を拡張させるため、気管支喘息に用いられる。

20 ○ プロカテロールは、$\beta_2$受容体を選択的に刺激して、気管支平滑筋を弛緩させる。気管支を拡張させるため、気管支喘息に用いられる。

21 × プロカテロールは、$\beta_2$受容体刺激作用のほか、弱い$\beta_1$受容体刺激作用も有するため、レニン-アンジオテンシン-アルドステロン系の活性化を介して血清カリウム値を低下させる。

22 × サルメテロールは、$\beta_2$受容体を選択的に刺激して、気管支平滑筋を弛緩させる。気管支を拡張させるため、気管支喘息に用いられる。

23 × クレンブテロールは、$\beta_2$受容体を選択的に刺激して、気管支や膀胱などの平滑筋を弛緩させる。

24 ○ リトドリンは、$\beta_2$受容体刺激作用のほか、弱い$\beta_1$受容体刺激作用も有するため、心機能促進により頻脈が現れることがある。

25 × ミラベグロンは、膀胱平滑筋(排尿筋)の$\beta_3$受容体を刺激することで蓄尿機能を高める。

26 × ミラベグロンの記述である。ビベグロンは生殖可能年齢の患者への投与は可能である。

27 ○ チラミンは、交感神経節後線維終末においてシナプス小胞からのノルアドレナリン遊離を促進する。間接型の交感神経興奮様薬である。

28 ○ チラミンは、短時間内に反復的に静脈内投与されると、その昇圧作用が次第に弱くなる。これはタキフィラキシーである。

**29** ★★★ エフェドリンは、交感神経終末でのノルアドレナリンの再取り込みを促進し、気管支平滑筋を弛緩させる。

**30** ★★★ フェントラミンは、非競合的にアドレナリン$\alpha_1$受容体を遮断して、血圧を下降させる。

**31** ★★★ シロドシンは、アドレナリン$\alpha_{1A}$受容体を遮断して、前立腺部の平滑筋収縮を抑制する。

**32** ★★★ ブナゾシンは、毛様体上皮のアドレナリン$\beta_2$受容体を遮断することで眼房水の産生を抑制する。

**33** ★★ プロプラノロールは、傍糸球体細胞からのレニン分泌を抑制する。

**34** ★★★ チモロールは、アドレナリン$\alpha_1$受容体を選択的に遮断して、眼圧を低下させる。

**35** ★ ナドロールは、心臓のアドレナリン$\beta_1$受容体遮断作用及び内因性交感神経刺激作用（ISA）により心筋収縮力を低下させる。

**36** ★★★ アテノロールは、アドレナリン$\alpha_1$受容体を遮断し、脳血管平滑筋を弛緩させる。

**37** ★★★ ビソプロロールは、心臓のアドレナリン$\beta_1$受容体を遮断することで心拍数を減少させる。

**38** ★★★ ラベタロールは、アドレナリン$\beta_1$受容体を選択的に遮断し、血圧を低下させる。

**39** ★★ カルベジロールは、$K^+$チャネル開口作用とアドレナリン$\beta$受容体遮断作用によって、血圧を低下させる。

**40** ★ カルベジロールは、内因性交感神経刺激作用（ISA）を有する。

**41** ★★ ニプラジロールは、アドレナリン$\beta$受容体遮断作用に加えて、ニトログリセリンに類似した血管拡張作用を有する。

**29** × エフェドリンは、β受容体刺激作用及び交感神経節後線維終末からのノルアドレナリン遊離**促進**作用を示す。

**30** × フェントラミンは、非**選択**的に$\alpha_1$受容体を遮断して、血圧を下降させる。$\alpha_2$受容体遮断作用も持つ。

**31** ○ シロドシンは、$\alpha_{1A}$受容体を遮断して、前立腺部の平滑筋収縮を抑制するため、前立腺肥大症に用いられる。

**32** × ブナゾシンは、$\alpha_1$受容体を遮断することで眼房水のぶどう膜強膜流出路からの**排泄**を促進させる。

**33** ○ プロプラノロールは非選択的β受容体遮断薬である。$\beta_1$受容体遮断作用によって、傍糸球体細胞からのレニン分泌を抑制する。

**34** × チモロールは**非**選択的β受容体遮断薬である。$\beta_2$受容体遮断作用によって、眼房水の産生を抑制し、眼圧を**降下**させる。

**35** × ナドロールは、心臓の$\beta_1$受容体遮断作用により心機能を抑制するが、ISAは**示さない**。ISAは、β受容体に対して刺激をしながら遮断作用を発揮するというもので、心拍出量を減らしすぎないため、高齢者などに使用しやすいといわれている。ISAを示すものに、**ピンドロール**や**カルテオロール**がある。

**36** × アテノロールは、$\beta_1$受容体を遮断し、心機能**抑制**やレニン分泌**抑制**などの作用を示す。

**37** ○ ビソプロロールは、心臓の$\beta_1$受容体を遮断することで心拍数を減少させる。頻脈や慢性心不全などに用いられる。

**38** × ラベタロールは、$\alpha_1$,β受容体遮断薬である。$\alpha_1$受容体遮断による血管拡張作用、$\beta_1$受容体遮断による心機能抑制作用によって、血圧を低下させる。

**39** × カルベジロールは、$\alpha_1$,β受容体遮断薬である。$K^+$チャネル開口作用は**ない**。

**40** × カルベジロールは、ISAを**持たない**。ISAを示すものに、**ピンドロール**や**カルテオロール**がある。

**41** ○ ニプラジロールは、$\alpha_1$,β受容体遮断薬であり、ニトロキシ基($-ONO_2$)の構造を有するため**ニトログリセリン**に類似した血管拡張作用を有する。

42 ★★★ アロチノロールは、気管支平滑筋のアドレナリンβ受容体を遮断することで気管支平滑筋を拡張させる。

43 ★★★ クロニジンは、中枢神経系のアドレナリン$\alpha_2$受容体を遮断することで交感神経終末からのノルアドレナリン遊離を抑制する。

44 ★★★ ブリモニジンは、アドレナリン$\alpha_2$受容体を刺激して、眼房水の排出を促進する。

## 1-2 副交感神経系に作用する薬

3択

1 ★★★ ムスカリン性アセチルコリン受容体を選択的に刺激することで、消化管や膀胱の運動を亢進するのはどれか。

a ベタネコール
b プロピベリン
c チオトロピウム

2 ★★★ 副交感神経終末から遊離された神経伝達物質の分解を抑制するのはどれか。

a ピレンゼピン
b スコポラミン
c ジスチグミン

3 ★★★ ムスカリン性アセチルコリン受容体には直接作用せず、アセチルコリンによる平滑筋収縮を増強する薬物はどれか。

a ネオスチグミン
b ベタネコール
c イソプレナリン

4 ★★★ コリンエステラーゼを可逆的に阻害するのはどれか。

a アトロピン
b カルバコール
c エドロホニウム

**42** × アロチノロールは、$\alpha_1, \beta$受容体遮断薬である。気管支平滑筋の$\beta_2$受容体を遮断することで、気管支平滑筋を**収縮**させる。

**43** × クロニジンや**メチルドパ**は、中枢神経系の$\alpha_2$受容体を**刺激**することで交感神経終末からのノルアドレナリン遊離を抑制する。

**44** ○ ブリモニジンは、$\alpha_2$受容体を刺激して、ぶどう膜強膜流出路からの眼房水の排出促進作用及び産生抑制作用を示す。

## 解答　副交感神経系に作用する薬

**1** a ベタネコールは、$M_3$受容体を選択的に刺激し、消化管や膀胱の運動を亢進する。プロピベリンとチオトロピウムは、ともに抗コリン薬である。

**2** c 副交感神経終末から遊離された神経伝達物質は、アセチルコリンである。アセチルコリンは**コリンエステラーゼ**によって分解され、ジスチグミンは**コリンエステラーゼ**を阻害する。ピレンゼピンとスコポラミンは、ともに抗コリン薬である。

**3** a **ネオスチグミン**は、コリンエステラーゼを阻害し、アセチルコリンの分解を抑制することで、アセチルコリンによる平滑筋収縮を増強する。

**4** c エドロホニウムは、コリンエステラーゼの**陰性部**のみに結合し、その作用を**可逆的**に阻害する。作用持続時間の**短い**コリンエステラーゼ阻害薬であり、重症筋無力症の**診断**に用いられる。

第1章 自律神経系に作用する薬

5 ★★★

ムスカリン性アセチルコリン受容体を遮断する頻尿治療薬はどれか。

a オキシブチニン
b ナフトピジル
c クレンブテロール

6 ★★★

アトロピンの薬理作用として、正しいのはどれか。

a 瞳孔括約筋収縮
b 唾液分泌抑制
c 消化管運動促進

7 ★★★

麻酔下のラットにアセチルコリンを静脈内注射すると、血圧は一過性に下降した。この現象に関係する血管平滑筋の受容体はどれか。

a アセチルコリン$M_1$受容体
b アセチルコリン$M_3$受容体
c アセチルコリン$N_N$受容体

8 ★★★

麻酔下のラットに低用量のアセチルコリンを静脈内投与すると、急速に血圧が下降したが、アトロピンを静脈内投与後に高用量のアセチルコリンを静脈内投与すると、血圧が上昇した。アトロピン投与後の高用量のアセチルコリンによる血圧上昇に関係するのはどれか。

a アセチルコリン$M_3$受容体
b アセチルコリン$N_N$受容体
c アセチルコリン$N_M$受容体

正誤

9 ★★★

アセチルコリンは、血管内皮細胞において一酸化窒素合成酵素(NOS)活性を低下させる。

10 

アセチルコリンのアセチル基をカルバモイル基に置換すると、コリンエステラーゼによる分解を受けにくくなる。

11 

メタコリンの吸入により、気管支は拡張する。

**5** **a** $M_3$受容体を遮断する頻尿治療薬には、**オキシブチニン**や**プロピベリン**がある。

**6** **b** アトロピンは代表的な抗コリン薬であり、唾液分泌の**抑制**、瞳孔括約筋収縮**抑制**による**散瞳**、消化管運動の**抑制**、心拍数**増加**などの作用を示す。

**7** **b** アセチルコリンを静脈内注射すると、血管内皮細胞の$M_3$受容体が刺激され、**NO**遊離を介した血管**拡張**作用が現れる。

**8** **b** アトロピンによってM受容体が遮断されている状態で、高用量のアセチルコリンが投与されると、行き場を失ったアセチルコリンによって、$N_N$受容体が過剰に刺激されることになる。副腎髄質の$N_N$受容体への刺激は、アドレナリン分泌を促進するため、血圧上昇に関与する。また、交感神経節の$N_N$受容体への刺激は、ノルアドレナリン分泌を促進するため、これも血圧上昇に関与する。

**9** **×** アセチルコリンは、血管内皮細胞において一酸化窒素合成酵素(NOS)を**活性化**する。

**10** **○** アセチルコリンのアセチル基を**カルバモイル基**に置換すると、コリンエステラーゼによる分解を受けにくくなり、カルバコールやベタネコールは、**カルバモイル基**を持つ。

**11** **×** メタコリンはアセチルコリンのメチル化体で、副交感神経**興奮**様作用を示す。メタコリンの吸入は、気管支平滑筋の**収縮**を招き、気管支喘息患者ではこの反応がより顕著に起こることから、気管支喘息の確定診断などに用いられる。

12 ★★★ ☑☑☑ カルバコールは、真性及び偽性コリンエステラーゼのいずれかによっても分解されにくい。

13 ★★★ ☑☑☑ ベタネコールは、ムスカリン様作用を示し、腸管の蠕動運動を促進する。

14 ★★★ ☑☑☑ ピロカルピンは、アセチルコリン$M_3$受容体を刺激して瞳孔散大筋を収縮させる。

15 ★★★ ☑☑☑ セビメリンは、アセチルコリン$M_3$受容体を遮断して、唾液分泌を高める。

16 ★★★ ☑☑☑ カルプロニウムは、コリンエステラーゼ抵抗性を示し、持続的に作用する。

17 ★★★ ☑☑☑ コリンエステラーゼ阻害薬は、ニコチン様作用のみを示す。

18 ★★★ ☑☑☑ ネオスチグミンは、末梢においてコリンエステラーゼを可逆的に阻害し、術後腸管麻痺や膀胱麻痺を改善する。

19 ★★★ ☑☑☑ ジスチグミンは、点眼により眼内のコリンエステラーゼを阻害し、眼房水の産生を抑制して眼圧を低下させる。

20 ★★★ ☑☑☑ ピリドスチグミンは、副作用で発汗や腹痛を生じることがある。

21 ★★★ ☑☑☑ アンベノニウムは、コリンエステラーゼを不可逆的に阻害して重症筋無力症を改善する。

22 ★★★ ☑☑☑ エドロホニウムは、コリンエステラーゼのエステル部位と強固に結合し、コリンエステラーゼを持続的に阻害する。

23 ★★★ ☑☑☑ プラリドキシム（PAM）は、コリンエステラーゼ分子に結合した有機リン化合物を解離させて、コリンエステラーゼを再賦活化する。

24 ★★★ ☑☑☑ トロピカミドは、アセチルコリン$M_3$受容体を刺激して、瞳孔括約筋を収縮させる。

**12** ○ カルバコールは、真性及び偽性コリンエステラーゼのいずれかによっても分解されにくい。

**13** ○ ベタネコールは、$M_3$受容体を刺激し、腸管の蠕動運動を促進する。

**14** × ピロカルピンは、$M_3$受容体を刺激して瞳孔括約筋を収縮させる。

**15** × セビメリンは、$M_3$受容体を刺激して、唾液分泌を高める。シェーグレン症候群に伴う、口腔内の乾燥などに用いられる。

**16** ○ カルプロニウムは、コリンエステラーゼ抵抗性を示し、持続的に$M_3$受容体を刺激する。

**17** × コリンエステラーゼ阻害薬を投与すると、分解を免れたアセチルコリンは**ムスカリン**様作用を、コリンエステラーゼ阻害薬による直接刺激では**ニコチン**様作用を、それぞれ示す。

**18** ○ ネオスチグミンは、末梢においてコリンエステラーゼを可逆的に阻害し、術後腸管麻痺や膀胱麻痺を改善する。

**19** × ジスチグミンは、点眼により眼内のコリンエステラーゼを阻害し、眼房水のシュレム管からの排出を促進させる。

**20** ○ ピリドスチグミンはコリンエステラーゼを阻害し、ムスカリン様作用が過剰発現した場合に発汗や腹痛を生じることがある。

**21** × アンベノニウムは、コリンエステラーゼを**可逆的**に阻害して重症筋無力症を改善する。**不可逆的**にコリンエステラーゼを阻害するものにサリンがある。

**22** × エドロホニウムは、コリンエステラーゼの**陰性部**のみに結合し、その作用を**可逆的**に阻害する。作用持続時間の**短い**コリンエステラーゼ阻害薬であり、重症筋無力症の**診断**に用いられる。

**23** ○ PAMは、コリンエステラーゼ分子に結合したサリンなどの有機リン化合物を解離させて、コリンエステラーゼを再賦活化する。

**24** × トロピカミドは、$M_3$受容体を**遮断**して、瞳孔括約筋の収縮を抑制し、**散瞳**させる。

**25** ★★★ トロピカミドは、アセチルコリン$M_3$受容体を刺激して毛様体筋を収縮させる。

**26** ★★★ シクロペントラートは、毛様体筋のアセチルコリン$M_1$受容体を刺激して、シュレム管を開放する。

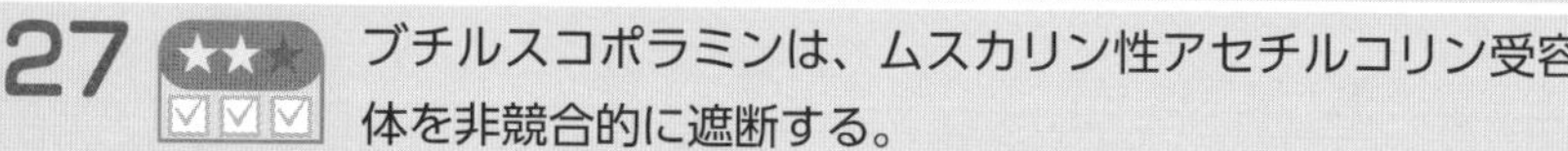

**27** ★★ ブチルスコポラミンは、ムスカリン性アセチルコリン受容体を非競合的に遮断する。

**28** ★★ プロパンテリンは、第四級アンモニウム化合物で、末梢のムスカリン性アセチルコリン受容体を遮断して鎮痙作用を示す。

**29** ★★ メペンゾラートは、アセチルコリン$M_1$受容体を選択的に遮断して胃酸分泌を抑制する。

**30** ★★ チキジウムは、消化管のムスカリン性アセチルコリン受容体を遮断して、鎮痙作用を示す。

**31** ★★★ チオトロピウムは、アセチルコリン$M_3$受容体を遮断して気管支平滑筋を弛緩させる。

**32** ★★ グリコピロニウムは、アセチルコリン$M_3$受容体を刺激して、気管支平滑筋を弛緩させる。

**33** ★★★ オキシブチニンは、アセチルコリン$M_3$受容体を遮断して排尿筋を弛緩させる。

**34** ★★ プロピベリンは、アセチルコリン$M_3$受容体と$Ca^{2+}$チャネルを遮断して膀胱排尿筋の収縮を抑制する。

**35** ★★★ ピペリドレートは、アセチルコリン$M_2$受容体を選択的に遮断して、胃酸分泌を抑制する。

**25** ×　トロピカミドは、$M_3$受容体を**遮断**して、毛様体筋の収縮を**抑制**し、シュレム管からの眼房水の排出を**抑制**するため、眼圧を上昇させる。

**26** ×　シクロペントラートは、$M_3$受容体を**遮断**して、毛様体筋の収縮を**抑制**し、シュレム管からの眼房水の排出を**抑制**するため、眼圧を上昇させる。

**27** ×　ブチルスコポラミンは、**競合的**な抗コリン薬である。

**28** ○　プロパンテリンは、第**四**級アンモニウム化合物で、末梢で作用する。第三級アミン構造を持つ抗コリン薬は、中枢神経や眼組織への浸透性が高く、パーキンソン病治療薬や点眼薬に多い。

**29** ×　ピレンゼピンの記述である。メペンゾラートは、$M_3$受容体を遮断する。

**30** ○　チキジウムは、消化管の$M_3$受容体を**遮断**して、鎮痙作用を示す。

**31** ○　チオトロピウムは、$M_3$受容体を**遮断**して気管支平滑筋を弛緩させるため、COPDに用いられる。

**32** ×　グリコピロニウムは、$M_3$受容体を**遮断**して気管支平滑筋を弛緩させるため、COPDに用いられる。

**33** ○　オキシブチニンやプロピベリンは、$M_3$受容体を**遮断**する頻尿治療薬である。

**34** ○　プロピベリンは、$M_3$受容体と$Ca^{2+}$チャネルを遮断して膀胱排尿筋（膀胱平滑筋）の収縮を抑制する。頻尿治療薬として用いられる。

**35** ×　ピペリドレートは、$M_3$受容体を選択的に遮断して、**子宮平滑筋**の収縮を抑制するため、切迫早産、切迫流産に用いられる。

# 1-3 自律神経節に作用する薬

3択

**1** 自律神経節において節前線維から節後線維への神経伝達を行う受容体はどれか。

a セロトニン5-HT$_3$受容体
b ニコチン性アセチルコリン受容体
c $\gamma$-アミノ酪酸GABA$_A$受容体

**2** 自律神経節遮断薬の効果として正しいのはどれか。

a 血管拡張
b 唾液分泌亢進
c 消化管運動亢進

**3** 自律神経節を遮断したとき、交感神経節後線維の神経終末からのアセチルコリンの遊離が低下する効果器として、最も適切なのはどれか。

a 心臓
b 汗腺
c 消化管

**4** 自律神経節遮断薬の効果とその説明に関する記述のうち、正しいのはどれか。

a 心臓は交感神経の支配が優位なため、心拍数が増加する。
b 消化管は副交感神経の支配が優位なため、消化管の緊張低下や便秘が生じる。
c 汗腺は交感神経の支配が優位なため、汗の分泌が増加する。

正誤

**5** 少量のニコチンは、神経節の刺激作用を示す。

**6** 大量のニコチンは、神経節の持続的脱分極を招く。

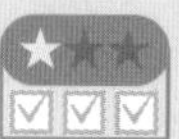

**7** ヘキサメトニウムは自律神経節の遮断作用を示す。

# 解答　自律神経節に作用する薬

**1**　**b**　自律神経節における節前線維から節後線維への神経伝達は、交感神経・副交感神経ともに、**ニコチン性アセチルコリン受容体**のうちの$N_N$受容体が担う。

**2**　**a**　自律神経節遮断薬の投与により、優位支配神経の**遮断**作用が現れる。**血管**と**汗腺**を除く、多くの組織の優位支配神経は**副交感神経**であることから、**血管**と**汗腺**以外では自律神経節遮断薬は**抗コリン様**作用を示し、唾液分泌**抑制**、消化管運動**抑制**などを現す。血管は、交感神経の遮断作用が現れるため、**拡張**する。

**3**　**b**　汗腺の優位支配神経は**交感神経**であり、また、汗腺の**交感神経**終末からは例外的にアセチルコリンが放出されている。自律神経節遮断薬の投与により、**優位支配神経**の遮断作用が現れる。

**4**　**b**　自律神経節遮断薬の投与により、心臓は**副交感**神経の支配が優位なため心拍数が増加し、消化管は**副交感**神経の支配が優位なため消化管の緊張低下や便秘が生じ、汗腺は**交感**神経の支配が優位なため汗の分泌は**減少**する。

**5**　**○**　**少量**のニコチンは、神経節の$N_N$受容体への刺激作用を示す。

**6**　**○**　**大量**のニコチンは、神経節の$N_N$受容体の持続的脱分極を招き、受容体**遮断**作用を示す。

**7**　**○**　ヘキサメトニウムやトリメタファンは自律神経節の**遮断**薬である。

覚えてる？ **暗記で差がつく医薬品！**

- フェニレフリン（$\alpha_1$受容体刺激薬）
- フェントラミン（$\alpha$受容体遮断薬）
- ビソプロロール（$\beta_1$受容体遮断薬）
- カルベジロール（$\alpha_1$, $\beta$受容体遮断薬）
- クロニジン（$\alpha_2$受容体刺激薬）
- セビメリン（$M_3$受容体刺激薬）
- カルプロニウム（$M_3$受容体刺激薬）
- エドロホニウム（コリンエステラーゼ阻害薬）
- グリコピロニウム（$M_3$受容体遮断薬）
- チキジウム（$M_3$受容体遮断薬）

# 第2章
# 体性神経系に作用する薬

# 2-1 局所麻酔薬

3択

**1** ★★★

リドカインの局所麻酔作用発現に関わる作用点はどれか。

a　ヒスタミン$H_1$受容体

b　セロトニン5-$HT_3$受容体

c　電位依存性$Na^+$チャネル

**2** ★★★

テトラカインの局所麻酔作用の機序はどれか。

a　$K^+$チャネル遮断

b　$Na^+$チャネル活性化

c　$Na^+$チャネル遮断

**3** ★★★

強酸性下でも活性を示すため、胃炎や消化性潰瘍に用いられる局所麻酔薬はどれか。

a　オキセサゼイン

b　プロカイン

c　メピバカイン

正誤

**4** 

テトラカインは細胞の内側から電位依存性$Na^+$チャネルに作用する。

**5** ★★

テトラカインは、非イオン型が神経細胞膜の内側から作用し、電位依存性$Na^+$チャネルを遮断する。

**6** ★★★

プロカインは、皮膚・粘膜浸透力が強いエステル型局所麻酔薬で、表面麻酔に用いられる。

**7** 

コカインは、血管拡張作用を持つため、局所麻酔作用の持続時間が短い。

**8** 

リドカインは、エステル型の局所麻酔薬に分類される。

**9** 

リドカインは、血中エステラーゼによる代謝物がアレルギー反応を起こしやすい。

# 解答　局所麻酔薬

**1**　**c**　リドカインなど局所麻酔薬は、電位依存性$Na^+$チャネルを遮断することで痛覚の伝導を抑制する。

**2**　**c**　テトラカインなどの局所麻酔薬は、電位依存性$Na^+$チャネルを遮断することで痛覚の伝導を抑制する。

**3**　**a**　強酸性下でも活性を示すため、胃炎や消化性潰瘍に用いられる局所麻酔薬には**オキセサゼイン**や**アミノ安息香酸エチル**がある。

**4**　**○**　テトラカインなどの局所麻酔薬は、**イオン型**が神経細胞膜の内側から作用し、電位依存性$Na^+$チャネルを遮断する。

**5**　**×**　テトラカインは、**非イオン型**が外側から神経細胞内へ移行し、イオン型が内側から$Na^+$チャネルを遮断する。

**6**　**×**　プロカインは、皮膚・粘膜浸透力が**弱い**エステル型局所麻酔薬で、表面麻酔には用い**られない**。プロカイン以外の多くのエステル型局所麻酔薬は表面麻酔が可能である。

**7**　**×**　コカインは、$Na^+$チャネル遮断に加え、ノルアドレナリン再取り込み阻害による血管**収縮**作用も示す局所麻酔薬である。作用持続時間は**長い**。

**8**　**×**　リドカインは、**アミド型**の局所麻酔薬に分類され、コリンエステラーゼによる分解を受けにくい。

**9**　**×**　リドカインは、**アミド型**の局所麻酔薬に分類され、コリンエステラーゼによる分解を**受けにくい**。代謝物がアレルギー反応を起こしやすいのは、プロカインなどの**エステル型**の局所麻酔薬である。

10 ★★★ メピバカインは、太い神経線維より細い神経線維に対する興奮伝導抑制作用が強い。

11 ★★★ メピバカインは、炎症巣では細胞外液が酸性側に傾くため、局所麻酔効果が高くなる。

12 ★★★ メピバカインは、粘膜からの浸透性が高いので、表面麻酔に用いられる。

13 ★★★ オキセサゼインは、強酸性下でも局所麻酔作用を示し、胃潰瘍に伴う疼痛を緩和する。

## 2-2 骨格筋弛緩薬

3択

1 ★★★ 骨格筋表面のニコチン性アセチルコリン受容体を遮断するのはどれか。

a　ツボクラリン
b　スガマデクス
c　ネオスチグミン

2 ★★★ 終板の持続的脱分極により骨格筋弛緩作用を示すのはどれか。

a　ベクロニウム
b　ダントロレン
c　スキサメトニウム

3 ★★★ 運動神経終末からのアセチルコリンの遊離を非可逆的に阻害して骨格筋弛緩作用を示すのはどれか。

a　ロクロニウム
b　ダントロレン
c　A型ボツリヌス毒素

10 ○ 局所麻酔薬は、脳や脊髄(太い神経)よりも、末梢の知覚神経(細い神経)に作用する。

11 × メピバカイン含め、多くの局所麻酔薬は塩基性を示す。炎症巣では細胞外液が酸性側に傾くため、薬はイオン型となり、神経細胞への移行量が減少する。局所麻酔効果は低くなる。

12 × メピバカインとプロカインは浸透性が低く、塗布によって薬効発現を期待する表面麻酔には用いられない。注射による浸潤麻酔などに用いられる。

13 ○ オキセサゼインやアミノ安息香酸エチルは、強酸性下でも活性を示すため、胃炎や消化性潰瘍に用いられる局所麻酔薬である。

## 解答　骨格筋弛緩薬

1 a ツボクラリンは、骨格筋表面のニコチン性アセチルコリン受容体を遮断する。スガマデクス(筋弛緩薬のステロイド環の包接化による)やネオスチグミン(アセチルコリンの分解抑制による)は、ベクロニウムなどの筋弛緩薬の解毒薬として使用される。

2 c スキサメトニウムは、終板(骨格筋)の持続的脱分極により骨格筋弛緩作用を示す。

3 c A型ボツリヌス毒素は、運動神経終末からのアセチルコリンの遊離を非可逆的に阻害して骨格筋弛緩作用を示す。

**4** 

運動神経をつけたまま摘出したラット神経―骨格標本を用いた実験において、終板の膜電位変化と筋の張力変化を同時に記録した。下図は、運動神経の電気刺激で発生する終板の活動電位（図中Ⓐ）と筋の張力変化（図中Ⓑ）を示したものである。

次の記述のうち、正しいのはどれか。

a　A型ボツリヌス毒素は、Ⓐに影響せず、Ⓑを抑制する。

b　スキサメトニウムは、Ⓐに影響せず、Ⓑを抑制する。

c　ダントロレンは、Ⓐに影響せず、Ⓑを抑制する。

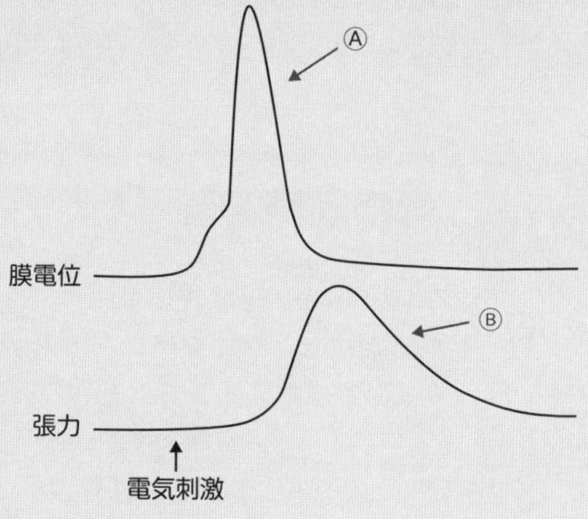


第99回薬剤師国家試験 問154より

**5** 

$\alpha_2$受容体を刺激して骨格筋弛緩作用を示すのはどれか。

a　エペリゾン

b　バクロフェン

c　チザニジン

正誤

**6**

ベクロニウムは、筋小胞体のリアノジン受容体を遮断する。

**7**

ロクロニウムは、神経筋接合部のアセチルコリン$N_M$受容体を競合的に遮断する。

**8** 

スキサメトニウムは、血漿中のコリンエステラーゼにより加水分解を受けて活性体を生じる。

**4**　**c**

グラフ中のⒶは、骨格筋側（終板）の脱分極を表し、Ⓑは実際の筋収縮を表す。

**A型ボツリヌス毒素**は運動神経からのアセチルコリンの放出を抑制するため、終板での脱分極及び筋収縮が抑制される。よってⒶ及びⒷの両方が抑制される。ツボクラリンやベクロニウムなども、グラフには**A型ボツリヌス毒素**と同様の影響を及ぼす。

**スキサメトニウム**は脱分極型の筋弛緩薬であり、Ⓐのピークを持続的なものに変化させる。また、骨格筋側の感受性が低下し、収縮が抑制されるため、Ⓑは抑制される（脱分極の初期に、一過性の筋収縮は見られる）。

**ダントロレン**は、脱分極に関与せずに骨格筋内部で筋弛緩作用を示すため、Ⓐに影響せず、Ⓑを抑制する。

**5**　**c**

**チザニジン**は、$\alpha_2$受容体を刺激する中枢性の筋弛緩薬である。

**6**　**×**

**ダントロレン**の記述である。ベクロニウムは、神経筋接合部の$N_M$受容体を競合的に遮断する。

**7**　**○**

ロクロニウムは、神経筋接合部の**$N_M$**受容体をを競合的に**遮断**する。

**8**　**×**

スキサメトニウムは、2つのアセチルコリンが連なった構造を持っており、コリンエステラーゼによって分解されると、その薬効を**失う**。

9 ★★★ スキサメトニウムによる呼吸抑制は、ネオスチグミンでは回復できない。

10 ★★★ A型ボツリヌス毒素は、筋小胞体のリアノジン受容体に作用して、$Ca^{2+}$遊離を抑制する。

11 ★★★ ダントロレンは、神経筋接合部のアセチルコリン$N_M$受容体を刺激して、持続的な脱分極を引き起こす。

12 ★★★ ダントロレンは、筋小胞体からの$Ca^{2+}$の遊離を抑制する。

13 ★★★ エペリゾンは、$\gamma$-アミノ酪酸$GABA_B$受容体を遮断して、脊髄における多シナプス反射を抑制する。

14 ★★★ バクロフェンは、$\gamma$-アミノ酪酸$GABA_A$受容体を刺激することで、脳血管障害に伴う筋痙縮を抑制する。

15 ★★★ チザニジンは、アドレナリン$\alpha_2$受容体を刺激し、脊髄多シナプス反射を抑制する。

16 ★★★ 骨格筋の弛緩に加え、鎮静作用も得るために、チザニジンとフルボキサミンはしばしば併用される。

| | | |
|---|---|---|
| 9 | ○ | ネオスチグミンはコリンエステラーゼ阻害薬であり、スキサメトニウムの分解も**抑制**する。ネオスチグミンによって、スキサメトニウムの筋弛緩作用は**持続**する。 |
| 10 | × | A型ボツリヌス毒素は、**運動神経**に作用し、**アセチルコリン**の遊離を抑制する。 |
| 11 | × | **スキサメトニウム**の記述である。ダントロレンは、骨格筋内の**リアノジン**受容体遮断を介して筋小胞体からの$Ca^{2+}$の遊離を抑制する。 |
| 12 | ○ | ダントロレンは、骨格筋内の**リアノジン**受容体遮断を介して筋小胞体からの$Ca^{2+}$の遊離を抑制する。 |
| 13 | × | エペリゾンは、**$\gamma$-運動ニューロン**の抑制により筋紡錘の感度を低下させ、中枢性筋弛緩作用を示す。 |
| 14 | × | バクロフェンは、$GABA_B$受容体を**刺激**することで、中枢性筋弛緩作用を示す。 |
| 15 | ○ | チザニジンは、$\alpha_2$受容体を**刺激**し、中枢性筋弛緩作用を示す。 |
| 16 | × | チザニジンはCYP1A2によって代謝されるため、CYP1A2を強く阻害する**フルボキサミン**や**シプロフロキサシン**との併用は**禁忌**である。 |

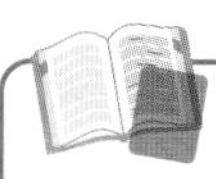

## 覚えてる？ 暗記で差がつくポイント！

- プロカインなどの**エステル**型の局所麻酔薬はコリンエステラーゼによって分解されやすく、リドカインなどの**アミド**型の局所麻酔薬はコリンエステラーゼによって分解されにくい！
- **コカイン**は局所麻酔作用に加えて、ノルアドレナリンの再取り込み阻害による血管収縮作用を示す。それによって、局所麻酔作用は持続するので、覚えておこう！
- **オキセサゼイン**は酸性条件下で作用を発揮できる局所麻酔薬。
- 脱分極性の骨格筋弛緩薬といえば**スキサメトニウム**！　投与後に一過性の筋収縮が生じるのが特徴。
- 骨格筋の内側で作用できる骨格筋弛緩薬といえば**ダントロレン**！

# 第3章
# 中枢神経系に作用する薬

# 3-1 全身麻酔薬

3択

1 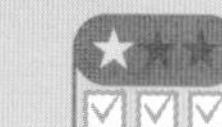
全身麻酔薬の作用が及ぶのが最も遅いのはどれか。
a 大脳
b 延髄
c 脊髄

2
全身麻酔薬のうち、麻薬に指定されてるのはどれか。
a ハロタン
b ケタミン
c イソフルラン

3
完全な意識消失までは至らない神経遮断性麻酔の際に、フェンタニルと併用されるのはどれか。
a プロポフォール
b ミダゾラム
c ドロペリドール

4
全身麻酔の導入時に、前投与薬（麻酔前投薬）として使用されない薬物はどれか。
a ベクロニウム
b レミフェンタニル
c ピロカルピン

正誤

5 
全身麻酔薬は、脊髄の抑制に先立って延髄を抑制するものが望ましい。

6 
MAC（最小肺胞内濃度）は、吸入麻酔薬の力価の指標となる値であり、大きいほど麻酔作用が強い。

7 
エンフルランは、ハロタンに比べ、カテコールアミンによる心室性不整脈を誘発しやすい。

8 
セボフルランは、ハロタンと比べて血液/ガス分配係数が大きく、麻酔の導入と覚醒が速い。

## 解答　全身麻酔薬

**1　b**　延髄に作用が及ぶと、呼吸抑制などの中毒を招く。全身麻酔薬の作用が及ぶのは遅い。

**2　b**　ケタミンは非オピオイド（モルヒネと類似した構造を持たない薬）でありながら麻薬に指定されている唯一の薬物である。

**3　c**　ドロペリドールは、完全な意識消失までは至らない神経遮断性麻酔の際に、フェンタニルと併用される。

**4　c**　全身麻酔薬が作用している間、呼吸の妨げとならないよう、気道分泌を抑制するためにアトロピンなどの抗コリン薬（M受容体遮断薬）が用いられることがある。ピロカルピンは、M受容体を刺激し、気道分泌を促進させてしまうことから、全身麻酔薬の前投与薬にはならない。麻酔前投薬には鎮痛薬、抗不安薬、筋弛緩薬なども用いられることがある。

**5　×**　全身麻酔薬は、延髄の抑制に先立って脊髄を抑制するものが望ましい。

**6　×**　MACは、吸入麻酔薬の力価の指標となる値であり、大きいほど麻酔作用が弱い。MACが小さい＝少量で作用を発現できる＝それだけ強い麻酔薬、と考えるとよい。

**7　×**　ハロタンは、エンフルランやセボフルランなどに比べ、カテコールアミンによる心室性不整脈を誘発しやすい。

**8　×**　セボフルランは、ハロタンと比べて血液/ガス分配係数が小さく、麻酔の導入と覚醒が速い。ハロタンの血液/ガス分配係数は大きい。

9 ★★☆ セボフルランは、ハロタンに比べ心筋のカテコールアミンに対する感受性増大作用が強い。

10 ★★★ 亜酸化窒素は、麻酔の導入と覚醒が速やかであり、酸素欠乏症を起こしにくい。

11 ★★★ 亜酸化窒素は、最小肺胞内濃度(MAC)が大きく、酸素欠乏症を起こしやすい。

12 ★★★ プロポフォールは、ヒスタミン$H_1$受容体を遮断することで麻酔作用を示す。

13 ★★★ プロポフォールは、麻酔の導入及び覚醒が速やかであり、持続点滴静注することで長時間の麻酔の維持が可能となる。

14 ★★★ プロポフォールは、$GABA_B$受容体を刺激し、速やかな麻酔作用を示す。

15 ★★☆ チアミラールは、$\gamma$-アミノ酪酸$GABA_A$受容体のバルビツール酸結合部位に結合することで麻酔作用を示す。

16 ★★★ チオペンタールは、代謝及び排泄が速やかなため、作用が短時間で消失する。

17 ★★☆ ケタミンは、グルタミン酸NMDA受容体を刺激し、意識の解離をもたらす。

18 ★★☆ ドロペリドールは、アドレナリン$\alpha_2$受容体を刺激することで鎮静作用を示す。

## 3-2 催眠薬

3択 1 ★★★ ブロチゾラムの催眠作用の発現に関わる受容体はどれか。

a　ヒスタミン$H_1$受容体

b　ムスカリン性アセチルコリン受容体

c　ベンゾジアゼピン受容体

| | | |
|---|---|---|
| 9 | × | セボフルランは、ハロタンに比べ心筋のカテコールアミンに対する感受性増大作用が弱い（不整脈のリスクが低い）。ハロタンによって、心筋の$\beta_1$受容体が反応しやすくなる。 |
| 10 | × | 亜酸化窒素は、麻酔の導入と覚醒が速やかであり、酸素欠乏症を起こしやすい。 |
| 11 | ○ | 亜酸化窒素は、MACが大きく、酸素欠乏症を起こしやすい。 |
| 12 | × | プロポフォールは、$GABA_A$受容体を活性化し、GABAによる作用を増強することで麻酔作用を示す。 |
| 13 | ○ | プロポフォールは、麻酔の導入及び覚醒が速やかな全身麻酔薬であり、持続点滴静注することで長時間の麻酔の維持が可能となる。 |
| 14 | × | プロポフォールは、$GABA_A$受容体を活性化し、GABAによる作用を増強することで麻酔作用を示す。 |
| 15 | ○ | チアミラールは、$GABA_A$受容体-$Cl^-$チャネル複合体のバルビツール酸結合部位への刺激によって$Cl^-$チャネルを開口し、麻酔作用などを示す。 |
| 16 | × | チオペンタールは、作用を示した薬が、中枢神経から脂肪組織へ速やかに移るために作用持続時間が短い。 |
| 17 | × | ケタミンは、NMDA受容体を遮断することで麻酔作用を示す。ケタミンは、意識の解離をもたらす。 |
| 18 | × | デクスメデトミジンの記述である。ドロペリドールは、$D_2$受容体を遮断することで鎮静作用を示す。 |

## 解答　催眠薬

| | | |
|---|---|---|
| 1 | c | ブロチゾラムは、$GABA_A$受容体-$Cl^-$チャネル複合体のベンゾジアゼピン受容体への刺激を介し、$GABA_A$受容体機能を亢進させ、$Cl^-$チャネルを開口することで催眠作用などを示す。 |

**2** ★★☆ ☑☑☑

ベンゾジアゼピン骨格を有し、筋弛緩作用に基づく転倒などの副作用が少ない催眠薬はどれか。

a　クアゼパム

b　ゾルピデム

c　トリアゾラム

**3** ★★☆ ☑☑☑

食事により吸収量の増加が起こるため、空腹時に服用することとされている催眠薬はどれか。

a　クアゼパム

b　ペントバルビタール

c　ゾピクロン

**4** ★★☆ ☑☑☑

抗コリン作用が極めて弱いため、緑内障患者にも使用可能な催眠薬はどれか。

a　フルラゼパム

b　フルニトラゼパム

c　エスタゾラム

**5** ★★☆ ☑☑☑

CYPによる代謝に関与しないため、CYPの誘導または阻害薬との併用が問題とならない催眠薬はどれか。

a　ロルメタゼパム

b　リルマザホン

c　フェノバルビタール

**6** ★★☆ ☑☑☑

$\gamma$-アミノ酪酸$GABA_A$受容体のベンゾジアゼピン結合部位に結合し、ベンゾジアゼピン系薬による呼吸抑制を改善するのはどれか。

a　ドキサプラム

b　フルマゼニル

c　アセチルシステイン

**7** ★★☆ ☑☑☑

メラトニン受容体を刺激することで不眠症における入眠困難を改善するのはどれか。

a　ブロチゾラム

b　スボレキサント

c　ラメルテオン

| | | |
|---|---|---|
| 2 | a | ベンゾジアゼピン骨格を有するものの中では、転倒などの副作用が少ないのは**クアゼパム**である。また、ベンゾジアゼピン骨格を有さないものの中では、**ゾルピデム**が転倒などの副作用は少ない。 |
| 3 | a | **クアゼパム**は、食事により吸収量の増加が起こるため、空腹時に服用することとされている。 |
| 4 | c | **エスタゾラム**は、抗コリン作用が極めて弱いため、緑内障患者にも使用可能な催眠薬である。 |
| 5 | a | **ロルメタゼパム**はグルクロン酸抱合によって代謝されるため、CYPによる代謝に関与せず、CYPの誘導または阻害薬との併用が問題とならない。 |
| 6 | b | **フルマゼニル**は、$GABA_A$受容体のベンゾジアゼピン結合部位に結合し、ベンゾジアゼピン系薬による呼吸抑制を改善する。 |
| 7 | c | **ラメルテオン**は、メラトニン受容体を刺激することで不眠症における入眠困難を改善する。 |

第3章 中枢神経系に作用する薬

8 ★★★ フルボキサミンとは併用禁忌とされているのはどれか。
a ロルメタゼパム
b スボレキサント
c ラメルテオン

9 ★★ ブロモバレリル尿素の説明として正しいのはどれか。
a メラトニン受容体アゴニストである。
b ベンゾジアゼピン受容体の$\omega_1$サブユニットに選択的に作用する。
c 連用中止により、痙攣発作、せん妄などを起こすことがある。

正誤

10 ★★ バルビツール酸系薬は、$GABA_A$受容体のGABA結合部位に結合し、$Cl^-$チャネルを開口する。

11 ★★★ フェノバルビタールは、グルタミン酸NMDA受容体を刺激する。

12 ★★ フェノバルビタールは、抗痙攣作用が現れる用量以下で鎮静・催眠を引き起こす。

13 ★★★ ベンゾジアゼピン系薬は、GABAによる$GABA_A$受容体の活性化を増強する。

14 ★★ フルニトラゼパムは、少量でrapid eye movement（REM）睡眠を強く抑制する。

15 ★★★ トリアゾラムは、細胞内への$Cl^-$流入を促進することで、神経の興奮を抑制する。

16 ★★ エスタゾラムには抗コリン作用がほとんどなく、緑内障を併発している不眠症患者にも使用できる。

17 ★★★ ゾルピデムは、ベンゾジアゼピン$\omega_1$受容体に選択性の高い催眠薬で、筋弛緩作用に基づく副作用は少ない。

| | | |
|---|---|---|
| 8 | c | ラメルテオンはCYP1A2によって代謝されるため、CYP1A2を強く阻害するフルボキサミンとの併用は禁忌である。ロルメタゼパムはCYP関連薬との併用は問題にならず、スボレキサントは、CYP3Aを強く阻害する薬と併用禁忌である。 |
| 9 | c | ブロモバレリル尿素は、連用中止により、痙攣発作やせん妄などを起こすことがある催眠薬である。メラトニン受容体アゴニストにはラメルテオン、ベンゾジアゼピン受容体の$\omega_1$サブユニットに選択的に作用するものにはゾルピデムがある。 |
| 10 | × | バルビツール酸系薬は、$GABA_A$受容体-$Cl^-$チャネル複合体のバルビツール酸結合部位への刺激によって$Cl^-$チャネルを開口し、催眠作用などを示す。 |
| 11 | × | フェノバルビタールは、$GABA_A$受容体-$Cl^-$チャネル複合体のバルビツール酸結合部位への刺激によって$Cl^-$チャネルを開口し、催眠作用などを示す。 |
| 12 | × | フェノバルビタールは、鎮静・催眠が現れる用量以下で抗痙攣作用を引き起こす。もしも関係性が逆であれば、てんかんを予防したいだけであっても、服薬の度に眠りに落ちてしまう。 |
| 13 | ○ | ベンゾジアゼピン系薬は、$GABA_A$受容体-$Cl^-$チャネル複合体のベンゾジアゼピン受容体への刺激を介し、$GABA_A$受容体機能を亢進させ、$Cl^-$チャネルを開口することで催眠作用などを示す。 |
| 14 | × | フルニトラゼパムなどベンゾジアゼピン系薬によるREM睡眠の抑制効果は弱い。バルビツール酸系薬は、REM睡眠を強く抑制する。 |
| 15 | ○ | トリアゾラムは、ベンゾジアゼピン受容体への刺激を介し、細胞内への$Cl^-$流入を促進することで、神経の興奮を抑制する。 |
| 16 | ○ | エスタゾラムには抗コリン作用がほとんどなく、緑内障を併発している不眠症患者にも使用できる。その他のベンゾジアゼピン系薬は、緑内障患者には投与禁忌である。 |
| 17 | ○ | ゾルピデムは、$\omega_1$受容体に選択性の高い催眠薬で、$\omega_2$受容体刺激による筋弛緩作用に基づく副作用(転倒など)は少ない。 |

18 ★★★ ゾルピデムは、$\gamma$-アミノ酪酸$GABA_A$受容体の$\alpha_1$サブユニット($\omega_1$受容体)に選択的に作用し、催眠作用を示す。

19 ★★★ エスゾピクロンは、オレキシン受容体を選択的に遮断する。

20 ★★★ ラメルテオンは、メラトニン$MT_1$及び$MT_2$受容体を刺激し、睡眠覚醒リズムを調節する。

21 ★★★ スボレキサントは、ドパミン$D_2$受容体を遮断し、覚醒状態から睡眠状態へと移行させる。

22 ★★★ レンボレキサントは、オレキシン受容体を選択的に遮断する。

23 ★★ ジフェンヒドラミンは、中枢神経系のヒスタミン$H_1$受容体を遮断し、眠気を誘発する。

## 3-3 鎮痛薬

3択

1 ★★★ モルヒネの鎮痛作用発現に関わる作用点はどれか。

a $GABA_A$受容体
b オピオイド$\mu$受容体
c 電位依存性$Na^+$チャネル

2 ★★ 麻薬拮抗性鎮痛薬はどれか。

a フェンタニル
b ペンタゾシン
c オキシコドン

3 ★★ 併用によりモルヒネの作用に拮抗するのはどれか。

a アセトアミノフェン
b プレガバリン
c ブプレノルフィン

| | | |
|---|---|---|
| 18 | ○ | ゾルピデムは、$GABA_A$受容体の$\alpha_1$サブユニット（$\omega_1$受容体）に選択的に作用し、催眠作用を示す。 |
| 19 | × | **スボレキサント**や**レンボレキサント**の記述である。オレキシン受容体は**覚醒**に関与する受容体であり、**遮断**により催眠作用を発揮する。 |
| 20 | ○ | ラメルテオンは、$MT_1$及び$MT_2$受容体を**刺激**し、睡眠覚醒リズムを調節する。CYP1A2で代謝されており、CYP1A2を強く阻害する**フルボキサミン**との併用は禁忌である。 |
| 21 | × | スボレキサントは、**オレキシン**受容体を遮断し、覚醒状態から睡眠状態へと移行させる。 |
| 22 | ○ | レンボレキサントは、**オレキシン**受容体を遮断し、覚醒状態から睡眠状態へと移行させる。 |
| 23 | ○ | ジフェンヒドラミンは、中枢神経系の$H_1$受容体を遮断し、眠気を誘発する。 |

## 解答　鎮痛薬

| | | |
|---|---|---|
| 1 | b | モルヒネは、**$\mu$受容体**を刺激し、下行性抑制系神経を活性化することで、鎮痛作用を示す。 |
| 2 | b | ペンタゾシンやブプレノルフィンは、オピオイド受容体に対して刺激作用だけでなく**遮断**作用も示す。モルヒネと併用した場合に、モルヒネの作用に拮抗するので麻薬拮抗性鎮痛薬は、他の麻薬とは併用しない。 |
| 3 | c | ペンタゾシンやブプレノルフィンは、オピオイド受容体に対して刺激作用だけでなく**遮断**作用も示す。モルヒネと併用した場合に、モルヒネの作用に拮抗するので麻薬拮抗性鎮痛薬は、他の麻薬とは併用しない。 |

**4** ★★★ ☑☑☑ ペチジンについて正しいのはどれか。

a　非麻薬である

b　鎮痛作用がモルヒネよりも強力

c　鎮痛作用に加え、鎮痙作用も示す

**5** ★★★ ☑☑☑ 末梢でのオピオイドμ受容体遮断作用を目的としているのはどれか。

a　ナロキソン

b　ナルデメジン

c　レバロルファン

正誤

**6** ★★★ ☑☑☑ モルヒネは、瞳孔括約筋に直接作用し、縮瞳を引き起こす。

**7** ★★★ ☑☑☑ オキシコドンは、オピオイドμ受容体を刺激することで、痛みの上位中枢への伝達を抑制する。

**8** ★★★ ☑☑☑ ペチジンによる鎮痛作用は、モルヒネと比較して弱い。

**9** ★★★ ☑☑☑ メサドンは弱い鎮痛作用を示し、オピオイド薬の中でも早期に用いられる。

**10** ★★★ ☑☑☑ フェンタニルは、オピオイドκ受容体を選択的に刺激し、モルヒネよりも強力な鎮痛作用を示す。

**11** ★★★ ☑☑☑ フェンタニルは、ノルアドレナリンの再取り込みを促進して、下行性の痛覚抑制系を活性化する。

**12** ★★★ ☑☑☑ フェンタニル舌下錠は発作予防に、フェンタニル貼付薬は発作時に、それぞれ有効である。

**13** ★★★ ☑☑☑ レミフェンタニルは、血液中の非特異的エステラーゼにより速やかに代謝されるため、作用持続時間はモルヒネよりも短い。

**14** ★★★ ☑☑☑ ペンタゾシンは、オピオイドμ受容体には完全刺激薬として、オピオイドκ受容体には部分刺激薬として作用する。

| | | |
|---|---|---|
| 4 | c | ペチジンは、合成麻薬であるが、鎮痛作用はモルヒネよりも弱い。鎮痙作用も示すことから、無痛分娩の際に用いられる。 |
| 5 | b | ナルデメジンは、末梢のうち消化管でμ受容体を遮断するため、オピオイド誘発性便秘症に用いられる。 |
| 6 | × | モルヒネは動眼神経核を興奮させ、遊離したアセチルコリンが瞳孔括約筋に作用し、縮瞳を引き起こす。 |
| 7 | ○ | オキシコドンは、μ受容体を刺激することで下行性抑制系神経を活性化し、痛みの上位中枢への伝達を抑制する。 |
| 8 | ○ | ペチジンは、合成麻薬であるが、鎮痛作用はモルヒネよりも弱い。鎮痙作用も示すことから、無痛分娩の際に用いられる。 |
| 9 | × | メサドンは強い鎮痛作用を示す強オピオイド薬で、他の強オピオイド薬からの切り替えでのみ用いられる。 |
| 10 | × | フェンタニルは、μ受容体を選択的に刺激し、モルヒネよりも強力な鎮痛作用を示す。 |
| 11 | × | フェンタニルは、μ受容体を選択的に刺激し、モルヒネよりも強力な鎮痛作用を示す。トラマドールやデュロキセチンは、セロトニン・ノルアドレナリンの再取り込み阻害によって鎮痛作用を示す。 |
| 12 | × | フェンタニル舌下錠は発作時に、フェンタニル貼付薬は発作予防に、それぞれ有効である。 |
| 13 | ○ | レミフェンタニルは、血液中の非特異的エステラーゼにより速やかに代謝されるため、作用持続時間はモルヒネよりも短い。 |
| 14 | × | ペンタゾシンは、κ受容体には完全刺激薬として、μ受容体には部分刺激薬として作用する。 |

15 ブプレノルフィンは、オピオイドμ受容体に対して部分刺激薬として作用し、モルヒネに対する拮抗作用も示す。

16 トラマドールは、$Ca^{2+}$チャネルを遮断して、グルタミン酸の過剰放出を抑制する。

17 トラマドールは、シクロオキシゲナーゼ-2を阻害し、プロスタグランジンの産生を抑制する。

18 プレガバリンは副作用でセロトニン症候群が問題となる。

19 プレガバリンは、オピオイドμ受容体を刺激して、上行性の痛覚伝導系を抑制する。

20 ミロガバリンは、求心性一次知覚神経の電位依存性$Ca^{2+}$チャネルの$\alpha_2\delta$サブユニットに結合し、神経伝達物質の遊離を抑制する。

21 ナロキソンは、延髄の呼吸中枢を直接刺激して呼吸興奮を引き起こす。

## 3-4 抗てんかん薬

3択

1 主に電位依存性$Na^+$チャネルを遮断することで抗てんかん作用を示すのはどれか。

a ジアゼパム

b フェニトイン

c フェノバルビタール

| | | |
|---|---|---|
| 15 | ○ | ブプレノルフィンは、μ受容体に対して部分刺激薬として作用し、モルヒネと併用するとモルヒネの鎮痛作用に拮抗する。これらの併用は行わない。 |
| 16 | × | プレガバリンやミロガバリンの記述である。トラマドールは、μ受容体刺激及びセロトニン・ノルアドレナリンの再取り込み阻害によって鎮痛作用を示す。 |
| 17 | × | NSAID s の記述である。トラマドールは、μ受容体刺激及びセロトニン・ノルアドレナリンの再取り込み阻害によって鎮痛作用を示す。 |
| 18 | × | トラマドールなどセロトニンに対して再取り込み阻害作用があるものはセロトニン症候群（下痢、血圧上昇、発熱など）を起こすことがある。 |
| 19 | × | モルヒネの記述である。モルヒネは、μ受容体の刺激によって現れる下行性抑制系神経の活性化を介して、上行性の痛覚伝導系を抑制する。 |
| 20 | ○ | ミロガバリンやプレガバリンは、求心性一次知覚神経の電位依存性$Ca^{2+}$チャネルの$\alpha_2\delta$サブユニットに結合し、グルタミン酸などの神経伝達物質の遊離を抑制する。 |
| 21 | × | ナロキソンは、μ受容体の遮断によって、オピオイド薬による呼吸抑制を回復させる。 |

## 解答 抗てんかん薬

| | | |
|---|---|---|
| 1 | b | フェニトインは、電位依存性$Na^+$チャネルを遮断することで抗てんかん作用を示す。 |

第3章 中枢神経系に作用する薬

**2** 

カルバマゼピンを用いることができない、てんかんの発作型はどれか。

a 強直間代発作
b 欠神発作
c 部分発作

**3**

T型$Ca^{2+}$チャネルを遮断することで抗てんかん作用を示すのはどれか。

a ラモトリギン
b カルバマゼピン
c エトスクシミド

**4**

GABAトランスアミナーゼ阻害作用を有する抗てんかん薬はどれか。

a バルプロ酸
b カルバマゼピン
c トリメタジオン

**5**

ガバペンチンの作用点はどれか。

a 電位依存性$Ca^{2+}$チャネル
b シナプス小胞タンパク質SV2A
c $\gamma$-アミノ酪酸$GABA_A$受容体

**6**

炭酸脱水酵素を阻害し、神経細胞の興奮を抑制するものはどれか。

a トリメタジオン
b クロバザム
c スルチアム

正誤

**7** 

フェノバルビタールは、神経細胞内への$Cl^-$流入を抑制し、神経細胞膜を過分極させる。

**8**

炭酸水素ナトリウムは、フェノバルビタールの過剰摂取による中毒症状に対して用いられる。

**9** 

プリミドンはGABAトランスアミナーゼを阻害するので、フェノバルビタールとの併用で相乗効果が期待できる。

**2** **b** カルバマゼピンは、電位依存性$Na^{+}$チャネルを遮断し、**強直間代**発作や**部分**発作を抑制する。**欠神**発作は抑制できない。また、カルバマゼピンは知覚神経の神経伝導を抑制することから、**三叉神経痛**の治療にも用いられる。

**3** **c** **エトスクシミド**や**トリメタジオン**は、T型$Ca^{2+}$チャネルを遮断することで抗てんかん作用を示す。

**4** **a** **バルプロ酸**は、GABAトランスアミナーゼ阻害作用を有し、GABAの分解を抑制することで抗てんかん作用を示す。

**5** **a** ガバペンチンは、興奮性神経の**電位依存性$Ca^{2+}$チャネル**を遮断し、グルタミン酸の放出**抑制**やGABAトランスポーターの**活性化**を起こすことにより、抗てんかん作用を示す。

**6** **c** **スルチアム**や**アセタゾラミド**は、炭酸脱水酵素を阻害し、神経細胞の過剰興奮を抑制することで、抗てんかん作用を示す。**トリメタジオン**はT型$Ca^{2+}$チャネルの遮断、**クロバザム**はベンゾジアゼピン受容体の刺激により、それぞれ抗てんかん作用を示す。

**7** **×** フェノバルビタールは、神経細胞内への$Cl^{-}$流入を**促進**させ、抗てんかん作用を示す。欠伸発作は抑制できない。

**8** **○** 炭酸水素ナトリウムにより、尿のpHが**上昇**する。尿中にイオン型のフェノバルビタールが増加するため**排泄**が進み、フェノバルビタールによる中毒症状が改善する。

**9** **×** プリミドンは投与後、体内で代謝されて**フェノバルビタール**へと変換される。よって、プリミドンとフェノバルビタールは同じ機序で作用を示すため、併用で相乗効果は生じない。

10 ★★★ フェニトインは、電位依存性L型$Ca^{2+}$チャネルを選択的に遮断し、抗てんかん作用を示す。

11 ★★★ カルバマゼピンは、電位依存性T型$Ca^{2+}$チャネルを遮断して、神経細胞における活動電位の発生を抑制する。

12 ★★★ カルバマゼピンは、電位依存性$Na^{+}$チャネルを遮断し、強直間代発作を抑制する。

13 ★★★ エトスクシミドは、T型$Ca^{2+}$チャネルを遮断し、欠伸発作を抑制する。

14 ★★★ クロナゼパムは、ベンゾジアゼピン受容体を遮断し、複雑部分発作を抑制する。

15 ★★★ クロバザムは、ベンゾジアゼピン受容体に結合し、GABA作動性神経伝達を増強する。

16 ★★★ バルプロ酸は、セロトニン$5\text{-}HT_{1A}$受容体を遮断し、すべての型の全般発作を抑制する。

17 ★★☆ カルバペネム系抗菌薬は、バルプロ酸の代謝を阻害してしまうことから、両者は併用禁忌である。

18 ★★★ ラモトリギンは、$K^{+}$チャネルを遮断することで、神経細胞膜を脱分極させて、グルタミン酸などの興奮性神経伝達物質の遊離を抑制する。

19 ★★★ ラモトリギンは、$K^{+}$チャネルの活性化により神経細胞膜を過分極させ、抗てんかん作用を示す。

20 ★★★ ガバペンチンは、$\gamma$-アミノ酪酸（GABA）トランスポーターを阻害して、シナプス間隙のGABA量を増加させる。

21 ★★★ ガバペンチンは、$\gamma$-アミノ酪酸$GABA_A$受容体に結合してGABA作動性神経伝達を増強する。

22 ★★★ ガバペンチンは、神経終末の$Ca^{2+}$流入を促進する。

| | | |
|---|---|---|
| 10 | × | フェニトインは、電位依存性$Na^+$チャネルを遮断することで抗てんかん作用を示す。欠伸発作は抑制できない。 |
| 11 | × | エトスクシミドやトリメタジオンの記述である。カルバマゼピンは、電位依存性$Na^+$チャネルを遮断し、強直間代発作を抑制する。欠伸発作は抑制できない。 |
| 12 | ○ | カルバマゼピンは、電位依存性$Na^+$チャネルを遮断し、強直間代発作を抑制する。欠伸発作は抑制できない。 |
| 13 | ○ | エトスクシミドは、T型$Ca^{2+}$チャネルを遮断し、欠伸発作を抑制する。 |
| 14 | × | クロナゼパムは、ベンゾジアゼピン受容体を刺激し、複雑部分発作を含め、様々なてんかん発作を抑制する。 |
| 15 | ○ | クロバザムは、ベンゾジアゼピン受容体に結合し、GABA作動性神経伝達を増強する。 |
| 16 | × | バルプロ酸は、GABAトランスアミナーゼ阻害作用を有し、GABAの分解を抑制することで抗てんかん作用を示す。 |
| 17 | × | カルバペネム系抗菌薬は、バルプロ酸の代謝を促して血中濃度を低下させ、痙攣発作を誘発してしまうおそれがあるため、両者は併用禁忌である。 |
| 18 | × | ラモトリギンは、$Na^+$チャネルを遮断することで、神経細胞膜の脱分極を抑制し、グルタミン酸などの興奮性神経伝達物質の遊離を抑制する。 |
| 19 | × | ラモトリギンは、$Na^+$チャネルを遮断することで、神経細胞膜の脱分極を抑制し、グルタミン酸などの興奮性神経伝達物質の遊離を抑制する。 |
| 20 | × | ガバペンチンは、GABAトランスポーターを活性化して、GABA神経系の機能を増強し、抗てんかん作用を示す。 |
| 21 | × | ガバペンチンは、興奮性神経の電位依存性$Ca^{2+}$チャネルを遮断し、グルタミン酸の放出抑制やGABAトランスポーターの活性化を起こすことにより、抗てんかん作用を示す。 |
| 22 | × | ガバペンチンは、興奮性神経の電位依存性$Ca^{2+}$チャネルを遮断し、グルタミン酸の放出抑制やGABAトランスポーターの活性化などの作用により、抗てんかん作用を示す。 |

23 ★★★ スルチアムは、炭酸脱水酵素を阻害し、神経細胞の過剰興奮を抑制する。

24 ★★★ レベチラセタムは、シナプス小胞タンパク質2A (SV2A) に結合して、神経伝達物質の遊離を抑制する。

25 ★★★ ペランパネルは、シナプス後膜に存在するグルタミン酸AMPA受容体を遮断して、グルタミン酸による神経細胞の過剰興奮を抑制する。

## 3-5 パーキンソン病治療薬

3択

1 ★★★ 代謝によってドパミンに変換され、薬効を示すパーキンソン病治療薬はどれか。

a レボドパ
b カルビドパ
c ドロキシドパ

2 ★★★ タリペキソールの作用機序はどれか。

a ドパミン$D_2$受容体刺激
b ドパミン遊離促進
c COMT阻害

3 ★★★ アマンタジンの特徴として正しいのはどれか。

a 中枢でのドパミン遊離を促進する。
b B型インフルエンザウイルスの脱殻を阻害する。
c 統合失調症の治療に用いられる。

4 ★★★ セレギリンの作用機序はどれか。

a ムスカリン性アセチルコリン受容体遮断
b $MAO_B$阻害
c COMT阻害

5 ★★★ レボドパ含有製剤で治療中のパーキンソン病におけるwearing-off現象を改善させるアデノシン$A_{2A}$受容体遮断薬はどれか。

a ロチゴチン
b アポモルヒネ
c イストラデフィリン

**23** ○ スルチアムやアセタゾラミドは、炭酸脱水酵素を阻害し、神経細胞の過剰興奮を抑制することで、抗てんかん作用を示す。

**24** ○ レベチラセタムは、SV2Aへの結合やN型$Ca^{2+}$チャネルの遮断により、興奮性神経伝達物質の遊離を抑制する。

**25** ○ ペランパネルは、シナプス後膜に存在するグルタミン酸AMPA受容体を選択的かつ非競合的に遮断して、グルタミン酸による神経細胞の過剰興奮を抑制する。

## 解答　パーキンソン病治療薬

**1** a レボドパは代謝によってドパミンに変換され、抗パーキンソン病作用を示す。カルビドパはレボドパの末梢での代謝を抑制する薬であり、ドロキシドパは代謝によってノルアドレナリンに変換される薬である。

**2** a タリペキソールは、$D_2$受容体を刺激する抗パーキンソン病薬である。

**3** a アマンタジンは中枢でのドパミン遊離促進作用によって抗パーキンソン病作用を示す。また、A型インフルエンザウイルスのヒト細胞内での脱殻も阻害する。

**4** b MAO、COMTはカテコールアミンであるドパミンを代謝する。MAOやCOMTの阻害はドパミンの保護につながるため、抗パーキンソン病作用を示す。代表的な$MAO_B$阻害薬にセレギリンが、COMT阻害薬にはエンタカポンがある。

**5** c イストラデフィリンは、$A_{2A}$受容体を遮断し、パーキンソン病におけるwearing-off現象を改善させる。

6 ムスカリン性アセチルコリン受容体の遮断により、抗パーキンソン病作用を示すのはどれか。

a ペルゴリド

b エンタカポン

c トリヘキシフェニジル

正誤

7 レボドパは、芳香族L-アミノ酸脱炭酸酵素によりノルアドレナリンに変換され、脳内のノルアドレナリンを補充する。

8 カルビドパは、末梢性芳香族L-アミノ酸デカルボキシラーゼ阻害薬で、レボドパが末梢で代謝されるのを抑制する。

9 ベンセラジドは、カルビドパの分解を抑制する。

10 セレギリンは、線条体におけるドパミン神経終末からのドパミン遊離を促進することで、ドパミンの神経伝達を回復させる。

11 セレギリンは、モノアミン酸化酵素Bを阻害することによりドパミンの代謝を抑制する。

12 エンタカポンは、ドパミン$D_2$受容体を刺激する。

13 エンタカポンは、パーキンソン病におけるwearing-off現象の改善に用いられる。

14 ゾニサミドは、線条体のドパミン$D_2$受容体を刺激することで、ドパミン神経系を活性化する。

15 タリペキソールは、ドパミン$D_2$受容体を選択的に刺激し、錐体外路障害を改善する。

16 プラミペキソールは、ドパミン神経からのドパミン遊離を促進する。

| | | |
|---|---|---|
| 6 | c | トリヘキシフェニジルやビペリデンは、$M_3$受容体を遮断し、特に統合失調症治療薬によって発現する薬剤性パーキンソン症候群に用いられる。 |
| 7 | × | レボドパは、芳香族L-アミノ酸脱炭酸酵素によりドパミンに変換され、末梢でドパミンに変換されてしまうと中枢への移行ができなくなる。 |
| 8 | ○ | カルビドパは、末梢性芳香族L-アミノ酸デカルボキシラーゼ（脱炭素酵素）阻害薬で、レボドパが末梢でドパミンに変換されるのを抑制する。レボドパの脳内移行量を増加させる。 |
| 9 | × | ベンセラジドはカルビドパと同様、末梢性芳香族L-アミノ酸脱炭酸酵素阻害薬である。レボドパが末梢でドパミンに変換されるのを抑制し、レボドパの脳内移行量を増加させる。 |
| 10 | × | アマンタジンの記述である。セレギリンは、$MAO_B$を阻害する抗パーキンソン病薬である。 |
| 11 | ○ | セレギリンは、モノアミン酸化酵素B（$MAO_B$）を阻害することによりドパミンの代謝を抑制する。 |
| 12 | × | エンタカポンは、カテコール-O-メチル基転移酵素（COMT）を阻害することによりドパミンの代謝を抑制する。 |
| 13 | ○ | COMT阻害薬であるエンタカポンは、レボドパ含有製剤で治療中のパーキンソン病におけるwearing-off現象を改善させる。 |
| 14 | × | ゾニサミドは、機序は解明されていないが、$MAO_B$の阻害や、$Ca^{2+}$チャネル及び$Na^+$チャネルの遮断作用を持つと考えられている。パーキンソン病やてんかんに用いられる。 |
| 15 | ○ | タリペキソールは、$D_2$受容体を選択的に刺激し、パーキンソン病に伴う錐体外路障害を改善する。 |
| 16 | × | アマンタジンの記述である。プラミペキソールは、$D_2$受容体を選択的に刺激し、パーキンソン病に伴う錐体外路障害を改善する。 |

17 ブロモクリプチンは、下垂体の成長ホルモン(GH)産生細胞に作用し、GHの産生・分泌を促進する。

18 カベルゴリンは、ドパミン$D_2$受容体を遮断することで、下垂体前葉からのプロラクチンの分泌を抑制する。

19 イストラデフィリンは、アデノシン$A_{2A}$受容体を遮断することで、運動機能を回復させる。

20 ビペリデンは、ムスカリン性アセチルコリン受容体を遮断する。

21 ビペリデンは、ムスカリン性アセチルコリン受容体を遮断することで、線条体におけるアセチルコリン神経系とドパミン神経系のアンバランスを改善する。

## 3-6 認知症治療薬

3択

1 認知症の治療薬となる作用機序はどれか。
- a ムスカリン性アセチルコリン受容体遮断
- b アセチルコリンエステラーゼ阻害
- c $Na^+$チャネル遮断

正誤

2 ドネペジルは、中枢のアセチルコリンエステラーゼを阻害し、低下したコリン作動性神経伝達を促進する。

3 ガランタミンは、グルタミン酸NMDA受容体を遮断して神経細胞内への$Ca^{2+}$流入を抑制し、認知機能障害を改善する。

4 リバスチグミンは、ブチリルコリンエステラーゼを可逆的に阻害する。

5 メマンチンは、グルタミン酸NMDA受容体を非競合的に遮断するため、必ず単剤にて投与を行う。

| | | |
|---|---|---|
| 17 | × | ブロモクリプチンは、下垂体の$D_2$受容体を刺激し、GHの産生・分泌を抑制する。 |
| 18 | × | カベルゴリンは、$D_2$受容体を刺激することで、下垂体前葉からのプロラクチンの分泌を抑制する。 |
| 19 | ○ | イストラデフィリンは、$A_{2A}$受容体を遮断することで、パーキンソン病に伴う運動機能の異常を回復させる。 |
| 20 | ○ | ビペリデンは、中枢において$M_3$受容体を遮断する。 |
| 21 | ○ | ビペリデンは、$M_3$受容体を遮断することで、線条体におけるアセチルコリン神経系とドパミン神経系のアンバランスを改善する。 |

## 解答　認知症治療薬

| | | |
|---|---|---|
| 1 | b | 認知症患者では、脳内アセチルコリンの減少が生じていることが確認されている。アセチルコリンエステラーゼを阻害することで、脳内アセチルコリン濃度を上昇させ、認知症の進行を抑制する。 |
| 2 | ○ | ドネペジル、ガランタミン、リバスチグミンは、中枢のアセチルコリンエステラーゼを阻害し、低下したコリン作動性神経伝達を促進する働きを持つ。 |
| 3 | × | メマンチンの記述である。ガランタミンはアセチルコリンエステラーゼ阻害作用のほかに、中枢内$N_N$受容体に対するアロステリック効果によって、アセチルコリンの反応性を高めている。 |
| 4 | ○ | リバスチグミンは、アセチルコリンエステラーゼに加え、ブチリルコリンエステラーゼの阻害作用も示す。これらのコリンエステラーゼ阻害作用は可逆的である。 |
| 5 | × | メマンチンは、NMDA受容体を非競合的に遮断し、認知症の進行を抑制する。ドネペジルなどとは異なる機序で作用するため、メマンチンは他の認知症治療薬との併用が認められている。 |

# 3-7 統合失調症治療薬

3択

**1** 

クロルプロマジンが統合失調症の陽性症状を改善する機序はどれか。

a ドパミン$D_2$受容体遮断
b セロトニン5-$HT_{2A}$受容体遮断
c アドレナリン$\alpha_2$受容体遮断

**2**

ペロスピロンが統合失調症の陰性症状を改善する機序はどれか。

a ドパミン$D_2$受容体遮断
b セロトニン5-$HT_{2A}$受容体遮断
c アドレナリン$\alpha_2$受容体遮断

**3**

ドパミン$D_2$受容体の部分刺激薬で、統合失調症の陽性症状と陰性症状を改善するのはどれか。

a スピペロン
b ハロペリドール
c アリピプラゾール

**4**

ドパミン$D_2$受容体以外にも様々な受容体を遮断することから、MARTAと呼ばれる統合失調症治療薬はどれか。

a リスペリドン
b パリペリドン
c オランザピン

**5**

統合失調症の治療に結び付く、$D_2$受容体の遮断部位はどれか。

a 大脳皮質
b 黒質線条体
c 中脳辺縁系(腹側被蓋野)-大脳辺縁系(側坐核)

**6**

$D_2$受容体遮断薬の長期投与によって生じた遅発性ジスキネジアに用いられるのはどれか。

a レボドパ
b アマンタジン
c バルベナジン

# 解答　統合失調症治療薬

**1** **a** クロルプロマジンなどの統合失調症治療薬が、陽性症状を改善する機序は、$D_2$受容体の遮断である。

**2** **b** ペロスピロンなどの統合失調症治療薬が、陰性症状を改善する機序は、$5\text{-}HT_{2A}$受容体の遮断である。

**3** **c** アリピプラゾールやブレクスピプラゾールは$D_2$受容体の部分刺激薬であり、$D_2$受容体の遮断作用だけでなく刺激作用も併せ持つため、$D_2$受容体遮断に基づく副作用は、リスペリドンやペロスピロンよりも弱い。

**4** **c** オランザピン及びクエチアピンはMARTAと呼ばれ、多くの受容体に対して遮断作用を示す。これらは高血糖の副作用がしばしばみられることから、糖尿病患者への使用は禁忌であるが、手の震えや乳汁分泌などの$D_2$受容体遮断に基づく副作用は、リスペリドンやペロスピロンよりも弱い。

**5** **c** 統合失調症の治療薬は、中脳辺縁系（腹側被蓋野）-大脳辺縁系（側坐核）の$D_2$受容体を遮断し、陽性症状を改善する。

**6** **c** バルベナジンは、VMAT2阻害によりドパミンの放出量を抑制することで、$D_2$受容体遮断薬の長期投与によって生じた遅発性ジスキネジアを改善する。

正誤

7 ★★★ ☑☑☑ クロルプロマジンは、ドパミン$D_2$受容体遮断によって起立性低血圧を起こすことがある。

8 ★★★ ☑☑☑ クロルプロマジンは、ヒスタミン$H_1$受容体及びアドレナリン$\alpha_1$受容体を遮断することで、鎮静作用を示す。

9 ★★★ ☑☑☑ クロルプロマジンは、腹側被蓋野-側坐核ドパミン神経を介する過剰な神経伝達を抑制することで制吐作用を示す。

10 ★★★ ☑☑☑ クロルプロマジンの重大な副作用に、高$Na^+$血症や低張尿を特徴とする抗利尿ホルモン不適合分泌症候群(SIADH)がある。

11 ★★★ ☑☑☑ ハロペリドールは、黒質-線条体ドパミン神経系を介する過剰な神経伝達を抑制することで陽性症状を改善する。

12 ★★★ ☑☑☑ リスペリドンは、ドパミン$D_2$受容体遮断によって乳汁分泌を引き起こすことがある。

13 ★★★ ☑☑☑ パリペリドンは、主に大脳皮質のセロトニン5-$HT_{2A}$受容体を刺激することで陰性症状を改善する。

14 ★★★ ☑☑☑ ペロスピロンは、セロトニン5-$HT_{1A}$受容体を遮断することで、抗不安作用を示す。

15 ★★★ ☑☑☑ オランザピンは、セロトニン5-$HT_{2A}$受容体を刺激することで、体重増加を起こす。

16 ★★★ ☑☑☑ クエチアピンは、セロトニン5-$HT_{2A}$受容体、ヒスタミン$H_1$受容体及びアドレナリン$\alpha_1$受容体を遮断する。

17 ★★★ ☑☑☑ アリピプラゾールは、ドパミン$D_2$受容体及びセロトニン5-$HT_{1A}$受容体に対して部分刺激薬として作用する。

| | | |
|---|---|---|
| 7 | × | クロルプロマジンが起立性低血圧を起こすのは、$\alpha_1$受容体遮断作用に起因する。 |
| 8 | ○ | クロルプロマジンは、$H_1$受容体及び$\alpha_1$受容体を遮断することで、**鎮静**作用を示す。$H_1$受容体の遮断は**眠気**を、$\alpha_1$受容体の遮断は**交感神経**興奮様作用を、それぞれ抑制するため、**鎮静**作用を現す。 |
| 9 | × | クロルプロマジンは、**中脳辺縁系**（**腹側被蓋野**）-**大脳辺縁系**（**側坐核**）の$D_2$受容体を遮断し、陽性症状を改善する。**延髄**にある、**CTZ**の$D_2$受容体を遮断することで制吐作用を示す。 |
| 10 | × | クロルプロマジンの重大な副作用に、**低**$Na^+$血症や**高**張尿を特徴とするSIADHがある。SIADHはバソプレシンの過剰分泌であり、$V_2$受容体遮断薬であるトルバプタンなどによって対処する。 |
| 11 | × | ハロペリドールによる黒質-線条体ドパミン神経系での$D_2$受容体の遮断は、副作用である**錐体外路**障害の発現に関与する。 |
| 12 | ○ | リスペリドンは、$D_2$受容体遮断によって乳汁分泌を引き起こすことがある。 |
| 13 | × | パリペリドンは、主に大脳皮質のセロトニン5-$HT_{2A}$受容体を**遮断**することで陰性症状を改善する。 |
| 14 | × | ペロスピロンは、セロトニン5-$HT_{1A}$受容体を**刺激**することで、抗不安作用を示す。 |
| 15 | × | オランザピンは、$H_1$受容体の**遮断**や5-$HT_{2C}$受容体の**遮断**によって、体重増加を起こす。 |
| 16 | ○ | **クエチアピン**や**オランザピン**は$D_2$受容体に加え、5-$HT_{2A}$受容体、$H_1$受容体及び$\alpha_1$受容体など様々な受容体を遮断する。これらは**MARTA**と呼ばれる。 |
| 17 | ○ | アリピプラゾールは、$D_2$受容体及び5-$HT_{1A}$受容体に対して**部分刺激薬**として作用する。特にドパミンに対しては、脳内での放出量が多い場合には「遮断作用」を、少ない場合には「刺激作用」を発現することから、ドパミン・システム・スタビライザー（DSS）と呼ばれる。 |

**18**  治療抵抗性の統合失調症にクロザリルが用いられるが、副作用で無顆粒球症を起こすことがある。

## 3-8 抗不安薬

3択

**1** 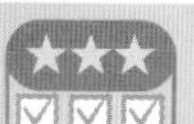 セロトニン5-$HT_{1A}$受容体を選択的に刺激することで抗不安作用を示すのはどれか。

a ジアゼパム
b スピペロン
c タンドスピロン

**2** 抗不安作用とともに、ヒスタミン$H_1$受容体の遮断による抗アレルギー作用を併せ持つのはどれか。

a エチゾラム
b ヒドロキシジン
c エスシタロプラム

正誤

**3** 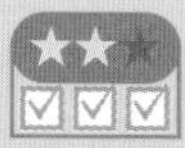 エチゾラムは、中枢のヒスタミン$H_1$受容体を選択的に遮断して、静穏作用を示す。

**4** アルプラゾラムは、セロトニン5-$HT_{1A}$受容体を刺激して、不安、焦燥、睡眠障害を改善する。

**5** ロラゼパムは、$\gamma$-アミノ酪酸$GABA_A$受容体複合体のベンゾジアゼピン結合部位に結合して、抗不安作用を示す。

**6** 抗悪性腫瘍薬の投与によって発現が予測される悪心・嘔吐の抑制に、ロラゼパムは有効である。

**7** タンドスピロンはセロトニン5-$HT_{1A}$受容体を遮断して、抗不安作用を示す。

**8** レボメプロマジンは、$\gamma$-アミノ酪酸$GABA_A$受容体のGABA結合部位に作用する。

| | | |
|---|---|---|
| 18 | ○ | 治療抵抗性の統合失調症にクロザリルが用いられるが、副作用で無顆粒球症を起こすことがある。クロザリルは$D_2$受容体遮断作用が極めて弱い、統合失調症治療薬である。 |

## 解答　抗不安薬

| | | |
|---|---|---|
| 1 | c | タンドスピロンは、5-$HT_{1A}$受容体を選択的に刺激することで抗不安作用を示す。 |
| 2 | b | ヒドロキシジンは抗不安作用とともに、ジフェンヒドラミンと同程度の$H_1$受容体遮断作用を有する。 |
| 3 | × | エチゾラムは、中枢のベンゾジアゼピン受容体を刺激して、静穏作用を示す。 |
| 4 | × | アルプラゾラムは、中枢のベンゾジアゼピン受容体を刺激して、不安、焦燥、睡眠障害を改善する。 |
| 5 | ○ | ロラゼパムは、$GABA_A$受容体複合体のベンゾジアゼピン結合部位に結合して、抗不安作用を示す。 |
| 6 | ○ | 抗悪性腫瘍薬の投与によって発現が予測される悪心・嘔吐の抑制に、ロラゼパムは有効である。 |
| 7 | × | タンドスピロンは5-$HT_{1A}$受容体を刺激して、抗不安作用を示す。 |
| 8 | × | レボメプロマジンはクロルプロマジンと同様のフェノチアジン系薬で、$D_2$受容体の遮断作用を示す。 |

# 3-9 躁・うつ病治療薬

3択

1 
クロミプラミンの副作用として見られやすいのはどれか。
a 口渇
b 胃腸運動促進
c 排尿促進

2 
ノルアドレナリン再取り込み阻害作用を示す、四環系抗うつ薬はどれか。
a セチプチリン
b ミアンセリン
c マプロチリン

3
セロトニン症候群の症状として見られやすいのはどれか。
a 低血圧
b 低体温
c 下痢

4
選択的セロトニン・ノルアドレナリン再取り込み阻害により抗うつ作用を示すのはどれか。
a アモキサピン
b トラゾドン
c ミルナシプラン

5
ミルタザピンがシナプス間隙のセロトニン及びノルアドレナリンを増加させる機序はどれか。
a アドレナリン$\alpha_2$受容体遮断
b セロトニン5-$HT_3$受容体刺激
c セロトニン及びノルアドレナリンの再取り込み阻害

正誤

6 
炭酸リチウムは、縫線核のセロトニン作動性神経活動を選択的に抑制し、抗躁作用を示す。

7 
アミトリプチリンは、下行性疼痛抑制系の神経終末でのセロトニン及びノルアドレナリン再取り込みを阻害し、痛覚情報伝達を抑制する。

## 解答　躁・うつ病治療薬

| | | |
|---|---|---|
| 1 | a | クロミプラミンは、三環系抗うつ薬であり、強い抗コリン作用を副作用として持つ。口渇、胃腸運動の抑制、排尿困難などが現れることがある。 |
| 2 | c | マプロチリンは、ノルアドレナリン再取り込み阻害作用を示す、四環系抗うつ薬である。セチプチリンやミアンセリンは、$\alpha_2$受容体遮断作用を示す、四環系抗うつ薬である。 |
| 3 | c | セロトニンの再取り込みを阻害するSSRIやSNRI、トラマドールなどでは、副作用でセロトニン症候群を起こすことがある。症状に、高血圧、高熱、下痢などがある。 |
| 4 | c | ミルナシプランやデュロキセチンは、選択的にセロトニン・ノルアドレナリンの再取り込みを阻害する。 |
| 5 | a | ミルタザピンは、$\alpha_2$アドレナリン自己受容体及びヘテロ受容体の遮断により、ノルアドレナリンとセロトニンの遊離を促進する。 |
| 6 | × | 炭酸リチウムは、作用機序は不明であるが、カテコールアミンによるホスファチジルイノシトール代謝回転を抑制すると考えられている。 |
| 7 | ○ | アミトリプチリンは、下行性疼痛抑制系の神経終末でのセロトニン及びノルアドレナリン再取り込みを阻害し、痛覚情報伝達を抑制する。末梢神経障害性疼痛への適応も持つ。 |

8 ★★★ ☑☑☑ クロミプラミンは、REM睡眠関連症状の改善のために使用される。

9 ★★★ ☑☑☑ ミアンセリンは、ノルアドレナリン再取り込み阻害作用とセロトニン5-$HT_{2A}$受容体刺激作用を持つ。

10 ★★★ ☑☑☑ マプロチリンは、ノルアドレナリン再取り込み阻害作用を持つが、セロトニン再取り込み阻害作用はほとんどない。

11 ★★★ ☑☑☑ パロキセチンは、セロトニンの再取り込みを選択的に阻害して、抑うつ状態を改善する。

12 ★★★ ☑☑☑ セルトラリンは、アドレナリン$\beta_1$受容体を遮断して、発作時の自律神経症状を改善する。

13 ★★★ ☑☑☑ エスシタロプラムは、ノルアドレナリン神経終末の自己受容体を遮断し、ノルアドレナリン遊離を促進する。

14 ★★★ ☑☑☑ デュロキセチンは、$\gamma$-アミノ酪酸$GABA_B$受容体を刺激し、筋緊張を伴う疼痛を緩和する。

15 ★★★ ☑☑☑ デュロキセチンは、セロトニン及びノルアドレナリンの再取り込みを阻害する。

16 ★★★ ☑☑☑ ミルタザピンは、セロトニンの再取り込みを選択的に阻害して、抑うつ状態を改善する。

17 ★★★ ☑☑☑ トラゾドンは、セロトニン再取り込み阻害作用とセロトニン5-$HT_2$受容体遮断作用を持つ。

| | | |
|---|---|---|
| 8 | ○ | ナルコレプシーにより、REM睡眠が過剰に発生している場合には、REM睡眠の抑制のためにクロミプラミンやSSRIなどが使用されることがある。 |
| 9 | × | ミアンセリンやセチプチリンは四環系抗うつ薬であり、$\alpha_2$受容体遮断によってノルアドレナリンの遊離を促進し、抗うつ作用を示す。 |
| 10 | ○ | マプロチリンは、ノルアドレナリン再取り込み阻害作用を持つが、セロトニン再取り込み阻害作用はほとんどない。また、マプロチリンは四環系抗うつ薬であるが、$\alpha_2$受容体遮断作用を持たない。 |
| 11 | ○ | パロキセチンは、SSRIのうちの1つであり、セロトニンの再取り込みを選択的に阻害する。 |
| 12 | × | セルトラリンは、SSRIのうちの1つであり、セロトニンの再取り込みを選択的に阻害する。 |
| 13 | × | ミルタザピンの記述である。エスシタロプラムは、SSRIのうちの1つであり、セロトニンの再取り込みを選択的に阻害する。 |
| 14 | × | バクロフェンの記述である。デュロキセチンは、SNRIの1つであり、選択的にセロトニン・ノルアドレナリンの再取り込みを阻害する。 |
| 15 | ○ | デュロキセチンは、SNRIの1つであり、選択的にセロトニン・ノルアドレナリンの再取り込みを阻害する。 |
| 16 | × | ミルタザピンは、$\alpha_2$アドレナリン自己受容体及びヘテロ受容体の遮断により、ノルアドレナリンとセロトニンの遊離を促進する。また、シナプス後膜の5-$HT_2$受容体、5-$HT_3$受容体も遮断し、5-$HT_1$受容体に刺激を集めており、これも抗うつ作用に関与する。 |
| 17 | ○ | トラゾドンは、セロトニン再取り込み阻害、5-$HT_1$受容体刺激、5-$HT_2$受容体遮断などの作用を持つ。 |

# 3-10 その他の脳、神経系に作用する薬

3択

**1** Rhoキナーゼを阻害して血管平滑筋を弛緩させるのはどれか。

a　ロメリジン
b　ファスジル
c　リオシグアト

**2** 脳梗塞の際に産生されるフリーラジカルを消去し、脳保護作用を示す薬物はどれか。

a　エダラボン
b　ウロキナーゼ
c　オザグレル

**3** ノルアドレナリンの再取り込みを阻害して、注意欠陥/多動性障害(AD/HD)の治療に用いられるのはどれか。

a　アトモキセチン
b　ベタヒスチン
c　マジンドール

正誤

**4**  ファスジルは、アドレナリン$\beta_2$受容体を活性化し、くも膜下出血後の脳血管攣縮を抑制する。

**5** ファスジルは、Rhoキナーゼを阻害してミオシン軽鎖の脱リン酸化を阻害することで、くも膜下出血術後の脳血管攣縮を抑制する。

**6** オザグレルは、プロスタノイドTP受容体を遮断することで、脳血流量の低下を抑制する。

**7** イフェンプロジルは、アドレナリン$\alpha$受容体を刺激することで、脳梗塞後遺症に伴うめまいを改善する。

**8** チアプリドは、ドパミン$D_2$受容体刺激作用により、脳梗塞後遺症に伴う精神症状を改善する。

**9** デクスメデトミジンは、オレキシン受容体を遮断して、睡眠・覚醒サイクルを正常化する。

**10** デクスメデトミジンは、アドレナリン$\alpha_2$受容体を刺激し、ノルアドレナリン放出を抑制することで鎮静作用を示す。

## 解答　その他の脳、神経系に作用する薬

| | | |
|---|---|---|
| 1 | b | ファスジルは、Rhoキナーゼを阻害して血管平滑筋を弛緩させる。くも膜下出血後の脳血管攣縮に対して用いられる。ロメリジンは$Ca^{2+}$チャネル遮断、リオシグアトはグアニル酸シクラーゼ活性化により血管平滑筋を弛緩させる。 |
| 2 | a | エダラボンは、脳梗塞の際に産生されるフリーラジカルを消去し、脳保護作用を示す。急性腎障害を起こすことがある。 |
| 3 | a | アトモキセチンは、ノルアドレナリンの再取り込み阻害作用を示し、AD/HDの治療に用いられる。ベタヒスチンはヒスタミン様作用によりめまいを改善し、マジンドールはモノアミン類の再取り込み阻害により食欲を抑制する。 |
| 4 | × | ファスジルは、Rhoキナーゼを阻害して血管平滑筋を弛緩させる。くも膜下出血後の脳血管攣縮に対して用いられる。 |
| 5 | × | ファスジルは、Rhoキナーゼを阻害してミオシン軽鎖のリン酸化を阻害することで、くも膜下出血術後の脳血管攣縮を抑制する。 |
| 6 | × | オザグレルによって$TXA_2$合成酵素が阻害されると$PGI_2$の産生量が増加し、脳血管が拡張され、脳血流量の低下が抑制される。 |
| 7 | × | イフェンプロジルは、$\alpha$受容体を遮断することで血管を拡張、血流を改善させ、脳梗塞後遺症に伴うめまいを改善する。 |
| 8 | × | チアプリドは、$D_2$受容体遮断作用により、脳梗塞後遺症に伴う精神症状を改善する。 |
| 9 | × | デクスメデトミジンは、$\alpha_2$受容体を刺激し、ノルアドレナリン放出を抑制することで鎮静作用を示す。 |
| 10 | ○ | デクスメデトミジンは、$\alpha_2$受容体を刺激し、ノルアドレナリン放出を抑制することで鎮静作用を示す。 |

11 ★★★ グアンファシンは、アドレナリン$\alpha_2$受容体を遮断することで、攻撃性を抑制する。

12 ★★★ ベタヒスチンは、アドレナリンβ受容体を遮断して内耳の微小循環を改善し、メニエール病に伴うめまいを抑制する。

13 ★★★ エダラボンは、脳虚血障害により発生したフリーラジカルを消去し、神経細胞の酸化的障害を抑制する。

14 ★★★ エダラボンは、フリーラジカルを消去して脂質過酸化を抑制することで、脳梗塞急性期において脳保護作用を示す。

15 ★★★ アトモキセチンは、ノルアドレナリンの再取り込みを阻害することで、注意欠如を改善する。

16 ★★★ メチルフェニデートは、ノルアドレナリンやドパミンの再取り込みを阻害することで、覚醒作用を示す。

17 ★★★ ナルコレプシーの治療において、メチルフェニデートの代わりにアトモキセチンを用いることができる。

18 ★★★ モダフィニルはGABA遊離抑制作用を示すため、ナルコレプシーに用いられる。

19 ★★★ バレニクリンは、ニコチン性アセチルコリン受容体の部分刺激薬であり、禁煙補助薬として使用される。

20 ★★★ カフェインは、キサンチンオキシダーゼを阻害することで、中枢興奮作用を示す。

| | | |
|---|---|---|
| 11 | × | グアンファシンは、アドレナリン$\alpha_{2A}$受容体を**刺激**することで、AD/HDに伴う攻撃性を抑制する。 |
| 12 | × | ベタヒスチンは、**ヒスタミン様**作用により内耳の微小循環を改善し、メニエール病に伴うめまいを抑制する。 |
| 13 | ○ | エダラボンは、脳虚血障害により発生した**フリーラジカル**を消去し、神経細胞の酸化的障害を抑制する。 |
| 14 | ○ | エダラボンは、**フリーラジカル**を消去して脳内の血管や神経細胞の脂質過酸化を抑制することで、脳梗塞急性期において脳保護作用を示す。 |
| 15 | ○ | アトモキセチンは、ノルアドレナリンの再取り込み**阻害**作用を示し、**AD/HD**の治療に用いられる。 |
| 16 | ○ | メチルフェニデートは、ノルアドレナリンやドパミンの再取り込みを**阻害**することで、**覚醒**作用を示す。 |
| 17 | × | アトモキセチンは、**ナルコレプシー** への適応を持たない。なお、メチルフェニデートは、ナルコレプシー及びAD/HDに対して適応を持つ。 |
| 18 | ○ | モダフィニルはGABA遊離**抑制**作用を示すため、ナルコレプシーに用いられる。モダフィニルの依存性は**低い**。 |
| 19 | ○ | バレニクリンは中枢内$\alpha_4\beta_2$ニコチン受容体に対して部分刺激薬として作用する。禁煙補助薬として使用されている。 |
| 20 | ○ | カフェインは、キサンチンオキシダーゼを**阻害**することで、中枢興奮作用を示す。 |

覚えてる？ **暗記で差がつく医薬品！**

- デクスメデトミジン（$\alpha_2$受容体刺激薬）
- レンボレキサント（オレキシン受容体遮断薬）
- トラマドール（$\mu$受容体刺激薬）
- ラモトリギン（$Na^+$チャネル遮断薬）
- レベチラセタム（SV2A阻害薬）
- ペランパネル（グルタミン酸AMPA受容体遮断薬）
- カベルゴリン（$D_2$受容体刺激薬）
- イストラデフィリン（$A_{2A}$受容体遮断薬）
- デュロキセチン（セロトニン・ノルアドレナリン再取り込み阻害薬）
- イフェンプロジル（$\alpha$受容体遮断薬）

# 第4章
# 循環器系に作用する薬

# 4-1 心不全治療薬

3択

**1** ジゴキシンの強心作用の機序はどれか。

a アドレナリン$\beta_1$受容体

b $Na^+$-$K^+$-$2Cl^-$共輸送系阻害

c $Na^+$,$K^+$-ATPase阻害

**2** ジゴキシンが直接阻害するのはどれか。

a $Na^+$-$Ca^{2+}$＋交換体

b $Na^+$,$K^+$-ATPase

c アデニル酸シクラーゼ

**3** ドブタミンの強心作用発現に関わる作用点はどれか。

a アドレナリン$\beta_1$受容体

b アセチルコリン$M_2$受容体

c ホスホジエステラーゼ

**4** 心筋のトロポニンの$Ca^{2+}$に対する感受性を高めて、強心作用を示すのはどれか。

a コルホルシンダロパート

b ピモベンダン

c ミルリノン

正誤

**5** 強心配糖体は、房室伝導時間を短縮し、心電図上PR間隔を短縮する。

**6** 強心配糖体は、心拍数を減少させるので、発作性上室性頻脈の治療に用いられる。

**7** 強心配糖体は、心室筋の自動性を高めるので、副作用として心室性期外収縮を起こす。

**8** 強心配糖体は、低カリウム血症を起こす利尿薬との併用により、ジギタリス中毒が増強される。

**9** 

強心配糖体は、心筋細胞膜の$Na^+$/$Ca^{2+}$交換系を直接抑制し、心筋細胞内$Ca^{2+}$濃度を増加させる。

# 解答　心不全治療薬

| | | |
|---|---|---|
| 1 | c | ジゴキシンは、$Na^+$,$K^+$-ATPaseを阻害し、心筋細胞内$Na^+$濃度の上昇を介し、$Na^+$/$Ca^{2+}$交換系を抑制する。心筋細胞内$Ca^{2+}$濃度が上昇するため、強心作用が現れる。 |
| 2 | b | ジゴキシンは、$Na^+$,$K^+$-ATPaseを阻害し、心筋細胞内$Na^+$濃度の上昇を介し、$Na^+$/$Ca^{2+}$交換系を抑制する。心筋細胞内$Ca^{2+}$濃度が上昇するため、強心作用が現れる。 |
| 3 | a | ドブタミンは、$\beta_1$受容体を刺激し、アデニル酸シクラーゼの活性化を介して、心筋細胞内のcAMP濃度を上昇させることで、強心作用を示す。 |
| 4 | b | ピモベンダンは、心筋細胞内にてトロポニンCの$Ca^{2+}$に対する感受性を高めることで、強心作用を示す。 |
| 5 | × | 強心配糖体は、房室伝導時間を遅延させ、心電図上PR間隔を延長する。 |
| 6 | ○ | 強心配糖体は、心収縮力は増強させるが、心拍数を減少させる。発作性上室性頻脈の治療に用いられる。 |
| 7 | ○ | 強心配糖体は、房室伝導の抑制作用を示し、上室性頻脈の治療に使用できる。副作用として心室性期外収縮を起こすことがある。 |
| 8 | ○ | 強心配糖体は、$Na^+$,$K^+$-ATPaseを阻害するが、血清カリウム値が低いと、阻害作用がより強く現れやすくなり、副作用の発現につながりやすい。 |
| 9 | × | 強心配糖体は、$Na^+$,$K^+$-ATPaseを阻害を介し、心筋細胞膜の$Na^+$/$Ca^{2+}$交換系を間接的に抑制し、心筋細胞内$Ca^{2+}$濃度を増加させる。 |

10 ★★★ ☑☑☑ デノパミンは、アドレナリン$\beta_1$受容体を刺激し、心筋収縮力を増大させる。

11 ★★★ ☑☑☑ コルホルシンダロパートは、アデニル酸シクラーゼを直接活性化し、心筋収縮力を増大させる。

12 ★★★ ☑☑☑ コルホルシンダロパートは、cAMP誘導体であり、細胞内でcAMPに変換されて心筋収縮力を増強する。

13 ★★★ ☑☑☑ アミノフィリンは、ホスホジエステラーゼを阻害して、心筋細胞内のcAMP量を増加させる。

14 ★★★ ☑☑☑ ミルリノンはホスホジエステラーゼⅢを選択的に阻害し、心筋収縮力を増大させる。

15 ★★★ ☑☑☑ オルプリノンは、グアニル酸シクラーゼを直接活性化し、心筋収縮力を増大させる。

16 ★★★ ☑☑☑ ピモベンダンは、トロポニンの$Ca^{2+}$感受性を上昇させ、心筋収縮力を増大させる。

17 ★★★ ☑☑☑ ブクラデシンは、細胞膜通過後、cAMPとなり、心筋の収縮力を増強する。

18 ★★★ ☑☑☑ ビソプロロールは、心拍数と収縮力を減少させることで、心筋の酸素消費量を低下させる。

19 ★★★ ☑☑☑ イバブラジンは、環状ヌクレオチド依存性（HCN）チャネルを遮断し、心筋細胞への$Na^+$の流入を抑制する。

20 ★★★ ☑☑☑ イバブラジンは、CYP3Aを強く阻害する薬との併用は禁忌である。

21 ★★★ ☑☑☑ サクビトリルは、ネプリライシンを活性化し、内因性利尿ペプチドの合成を促進する。

**10** ○ デノパミンは、$\beta_1$受容体を刺激し、心筋収縮力を増大させる。

**11** ○ コルホルシンダロパートは、アデニル酸シクラーゼを直接活性化し、心筋収縮力を増大させる。

**12** × ブクラデシンの記述である。コルホルシンダロパートは、アデニル酸シクラーゼを直接活性化し、心筋収縮力を増大させる。

**13** ○ アミノフィリンは、ホスホジエステラーゼ阻害や$A_1$受容体遮断により、心筋細胞内のcAMP量を増加させることで強心作用を示す。

**14** ○ ミルリノンはホスホジエステラーゼⅢを選択的に阻害し、心筋収縮力を増大させる。

**15** × オルプリノンはホスホジエステラーゼⅢを選択的に阻害し、心筋収縮力を増大させる。

**16** ○ ピモベンダンは、トロポニンCの$Ca^{2+}$感受性を上昇させ、心筋収縮力を増大させる。

**17** ○ ブクラデシンは、細胞膜通過後にcAMPとなり、心筋の収縮力を増強する。ホスホジエステラーゼ阻害作用も示す。

**18** ○ ビソプロロールは、心拍数と収縮力を減少させることで、心筋の酸素消費量を低下させる。低用量で慢性心不全に用いられる。

**19** ○ イバブラジンは、HCNチャネルを遮断し、心筋細胞への$Na^+$の流入を抑制することで、心収縮を抑制する。

**20** ○ イバブラジンはCYP3Aによって代謝されるため、CYP3Aを強く阻害する薬との併用は禁忌である。

**21** × サクビトリルは、ネプリライシンを阻害し、ANPやBNPなどの内因性ナトリウム利尿ペプチドの分解を抑制する。心肥大の抑制や利尿などの効果を現す。サクビトリルは、サクビトリルバルサルタンの形で用いられる。

# 4-2 不整脈治療薬

3択

**1** 
心室筋の活動電位持続時間を延長させる可能性が最も高い抗不整脈薬はどれか。
a　リドカイン
b　ジソピラミド
c　ピルシカイニド

**2** 
心室筋の活動電位を下図の実線から破線へ変化させるのはどれか。
a　メキシレチン
b　シベンゾリン
c　プロパフェノン

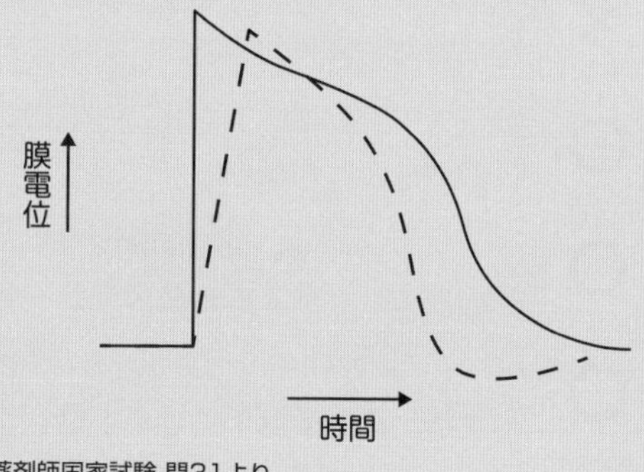


第100回薬剤師国家試験 問31より

**3** 
間質性肺炎や肺線維症の副作用を起こす抗不整脈薬はどれか。
a　プロカインアミド
b　アミオダロン
c　リドカイン

**4** 
心臓に対する選択性が高く、頻脈性不整脈に用いられる $Ca^{2+}$チャネル遮断薬はどれか。
a　アゼルニジピン
b　シルニジピン
c　ベラパミル

## 解答　不整脈治療薬

**1　b**

活動電位持続時間を延長させるか否かは、$K^+$チャネル遮断の有無で考えるとよい。$K^+$チャネル遮断作用を持つものは、活動電位持続時間や不応期、QT間隔を延長し、選択肢の中ではジソピラミドが該当する。

**2　a**

ボーン・ウィリアムズ分類におけるⅠb群であるメキシレチンやリドカインは、活動電位持続時間や不応期を短縮させる。$K^+$チャネル遮断により活動電位持続時間や不応期は延長し、Ⅰb群の薬物は$K^+$チャネルを開口させると考えるとよい。$Na^+$チャネルは、活動電位持続時間や不応期に影響を与えない。

**3　b**

アミオダロンは、間質性肺炎や肺線維症の副作用を起こすことがある。他の抗不整脈薬が無効か、使用できない場合にのみ用いられる。

**4　c**

ベラパミルは、心臓に対する選択性が高く、上室性（心房側）頻拍などに用いられる$Ca^{2+}$チャネル遮断薬である。

5 徐脈の治療に用いられないのはどれか。

a ジゴキシン

b アトロピン

c イソプレナリン

正誤

6 キニジンは、$Na^+$チャネルを遮断するが、QT間隔には影響を及ぼさない。

7 キニジンは、心筋の$Na^+$チャネルと$K^+$チャネルを遮断し、活動電位持続時間を短縮する。

8 ジソピラミドは、$Na^+$チャネル遮断作用に加えて抗コリン作用を有しているため、副作用として口渇や排尿困難を起こす。

9 シベンゾリンは、心筋の$Na^+$チャネル遮断作用と$K^+$チャネル開口作用を有し、活動電位の持続時間を短縮する。

10 シベンゾリンは腎排泄型であり、腎機能障害のある患者には投与量に注意を要する。

11 リドカインは、$Na^+$チャネル遮断作用を有しているが、心室筋では不応期が短いため、心室性の頻脈には用いられない。

12 リドカインは、心室筋の$Na^+$チャネルを遮断するとともに、活動電位持続時間を短縮する。

13 メキシレチンは、$Na^+$チャネルを遮断し、活動電位の持続時間を延長する。

14 メキシレチンは、$Na^+$チャネルを遮断して、知覚神経軸索における興奮伝導を抑制する。

15 アセブトロールは、アドレナリンβ受容体を遮断し、異所性ペースメーカー活性を抑制する。

16 アミオダロンは、$K^+$チャネル遮断作用を有しているため、活動電位持続時間を延長させる。

| | | |
|---|---|---|
| 5 | a | ジゴキシンは、房室伝導を抑制し、徐脈を招きやすい。アトロピンは$M_2$受容体遮断により、イソプレナリンは$\beta_1$受容体刺激により、徐脈を改善する。 |
| 6 | × | プロパフェノンやピルシカイニドの記述である。QT間隔は$K^+$チャネル遮断によって延長するため、キニジンは延長させる。 |
| 7 | × | キニジンは、心筋の$Na^+$チャネルと$K^+$チャネルを遮断し、活動電位持続時間を延長させる。 |
| 8 | ○ | ジソピラミドは、$Na^+$チャネル遮断作用に加えて抗コリン作用を有しているため、副作用として口渇や排尿困難を起こす。 |
| 9 | × | シベンゾリンは、心筋の$Na^+$チャネル遮断作用と$K^+$チャネル遮断作用を有し、活動電位の持続時間を延長する。 |
| 10 | ○ | シベンゾリンは腎排泄型であり、腎機能障害のある患者では血中濃度が高くなりやすいため、投与量に注意を要する。 |
| 11 | × | リドカインは、$Na^+$チャネル遮断作用を有している。心室性頻脈に用いられる。 |
| 12 | ○ | リドカインやメキシレチンは、心室筋の$Na^+$チャネルを遮断するとともに、活動電位持続時間を短縮する。QT間隔や不応期も短縮する。 |
| 13 | × | リドカインやメキシレチンは、心室筋の$Na^+$チャネルを遮断するとともに、活動電位持続時間を短縮する。QT間隔や不応期も短縮する。 |
| 14 | ○ | メキシレチンは、$Na^+$チャネルを遮断して、知覚神経軸索における興奮伝導を抑制する。局所麻酔薬と同様に考える。 |
| 15 | ○ | 異所性ペースメーカーとは、洞房結節以外で心収縮のための興奮が起こるものをいい、交感神経の過剰興奮も発生の一因となる。アセブトロールやプロプラノロールなどの$\beta$遮断薬は、異所性ペースメーカー活性を抑制する。 |
| 16 | ○ | アミオダロンは、$K^+$チャネル遮断作用を有しているため、活動電位持続時間を延長させる。QT間隔や不応期も延長する。 |

第4章　循環器系に作用する薬

**17** ★★★ ☑☑☑ アミオダロンは、$K^+$チャネルを遮断し、QT間隔を延長する。

**18** ★★ ☑☑☑ ソタロールは、アドレナリンβ受容体遮断作用を有しているが、$K^+$チャネル遮断作用がないため、活動電位持続時間には影響を及ぼさない。

**19** ★★ ☑☑☑ ニフェカラントは、心筋の$Na^+$チャネルを選択的に遮断するが、不応期に影響を与えない。

**20** ★★★ ☑☑☑ ベラパミルは、L型$Ca^{2+}$チャネルを遮断し、房室結節細胞の有効不応期を延長する。

**21** ★★★ ☑☑☑ ベラパミルは、房室結節の$K^+$チャネルを選択的に遮断し、房室伝導速度を低下させる。

**22** ★★★ ☑☑☑ ベラパミルは、血管平滑筋のL型$Ca^{2+}$チャネルを遮断するが、心筋のL型$Ca^{2+}$チャネルは遮断しない。

**23** ★★ ☑☑☑ ベプリジルは、心筋のβ受容体遮断作用と$Ca^{2+}$チャネル遮断作用を示す。

**24** ★★★ ☑☑☑ ベプリジルは、$Ca^{2+}$チャネル遮断作用を有しているが、$K^+$チャネル遮断作用がないため、QT延長を起こしにくい。

## 4-3 虚血性心疾患治療薬

3択

**1** ★★★ ☑☑☑ ニトログリセリンの作用機序はどれか。

a $K^+$チャネル開口
b アデニル酸シクラーゼ活性化
c グアニル酸シクラーゼ活性化

**2** ★★ ☑☑☑ cGMP依存性プロテインキナーゼを活性化して血管拡張作用を示すのはどれか。

a アスピリン
b ジルチアゼム
c 硝酸イソソルビド

| | | |
|---|---|---|
| 17 | ○ | アミオダロンは、$K^+$チャネルを遮断し、QT間隔を延長する。 |
| 18 | × | ソタロールは、心筋の$K^+$チャネル遮断作用とβ受容体遮断作用を示す。活動電位持続時間を延長する。 |
| 19 | × | ニフェカラントは、心筋の$K^+$チャネルを選択的に遮断し、不応期を延長させる。 |
| 20 | ○ | ベラパミルは、L型$Ca^{2+}$チャネルを遮断し、房室結節細胞の有効不応期を延長する。 |
| 21 | × | ベラパミルは、房室結節のL型$Ca^{2+}$チャネルを選択的に遮断し、房室伝導速度を低下させる。 |
| 22 | × | ベラパミルは、心筋のL型$Ca^{2+}$チャネルを選択的に遮断し、血管平滑筋のL型$Ca^{2+}$チャネルはほぼ遮断しない。 |
| 23 | × | ベプリジルは、心筋の$Ca^{2+}$チャネル、$Na^+$チャネル、$K^+$チャネルを遮断し、抗不整脈作用を示すが、β受容体遮断作用は示さない。 |
| 24 | × | ベプリジルは、$Ca^{2+}$チャネル遮断作用を有しているが、$K^+$チャネル遮断作用もあり、QT延長を起こすことがある。 |

## 解答　虚血性心疾患治療薬

| | | |
|---|---|---|
| 1 | c | ニトログリセリンは、NOを遊離して可溶性グアニル酸シクラーゼを活性化し、cGMPの増加、血管平滑筋の弛緩により血管を拡張させる。 |
| 2 | c | 硝酸イソソルビドやニトログリセリン、ニコランジルなどの硝酸薬は、NOを遊離して可溶性グアニル酸シクラーゼを活性化し、cGMPを増加させることでcGMP依存性プロテインキナーゼを活性化し、血管平滑筋の弛緩により血管を拡張させる。 |

第4章　循環器系に作用する薬

3 ★★★ ☑☑☑ $K^+$チャネル開口作用と分子内からの一酸化窒素（NO）遊離作用を併せ持つ狭心症治療薬はどれか。
a　ベプリジル
b　ミノキシジル
c　ニコランジル

4 ★★★ ☑☑☑ L型$Ca^{2+}$チャネルを遮断することにより冠動脈拡張作用を示すのはどれか。
a　ジルチアゼム
b　ジピリダモール
c　アテノロール

正誤

5 ★★★ ☑☑☑ ニトログリセリンは、NOを遊離して可溶性グアニル酸シクラーゼを活性化し、血管を拡張させる。

6 ★★★ ☑☑☑ ニトログリセリンから産生されるNOは、血管平滑筋のグアニル酸シクラーゼ活性化を阻害することで心臓の前負荷を軽減する。

7 ★★ ☑☑☑ ニトログリセリンは、静脈還流量を減少させ、心臓に対する前負荷を軽減する。

8 ★★★ ☑☑☑ ニコランジルは、ATP感受性$K^+$チャネルを遮断し、冠動脈を拡張させる。

9 ★★★ ☑☑☑ ニコランジルは、一酸化窒素（NO）遊離作用と$K^+$チャネル遮断作用により、血管を拡張させる。

10 ★★★ ☑☑☑ ニコランジルは、ATP感受性$K^+$チャネルを開口することで冠動脈を拡張させる。

11 ★★ ☑☑☑ ニコランジルは、頭痛、立ちくらみなどの副作用を起こすことがある。

12 ★★ ☑☑☑ プロプラノロールは、冠動脈攣縮を抑制して、心筋への酸素供給を増大させる。

13 ★★ ☑☑☑ アテノロールは、血管平滑筋のアドレナリン$\alpha_2$受容体を遮断することで末梢血管抵抗を減少させる。

| | | |
|---|---|---|
| 3 | c | ニコランジルは、$K^+$チャネル開口作用とNO遊離作用を併せ持つ狭心症治療薬である。 |
| 4 | a | ジルチアゼムは、L型$Ca^{2+}$チャネルを遮断することにより冠動脈拡張作用を示す。 |
| 5 | ○ | ニトログリセリンは、NOを遊離して可溶性グアニル酸シクラーゼを活性化し、cGMPの増加、血管平滑筋の弛緩により血管を拡張させる。 |
| 6 | × | ニトログリセリンから産生されるNOは、血管平滑筋のグアニル酸シクラーゼを活性化することで心臓の前負荷及び後負荷を軽減する。 |
| 7 | ○ | ニトログリセリンは、静脈還流量を減少させ、心臓に対する前負荷を軽減する。静脈の拡張は、心臓に還流する血液量を減少させる。 |
| 8 | × | ニコランジルは、$K^+$チャネル開口作用とNO遊離作用を併せ持ち、冠動脈を拡張させる。 |
| 9 | × | ニコランジルは、$K^+$チャネル開口作用とNO遊離作用を併せ持ち、冠動脈を拡張させる。 |
| 10 | ○ | ニコランジルは、$K^+$チャネル開口作用とNO遊離作用を併せ持ち、冠動脈を拡張させる。 |
| 11 | ○ | ニコランジルなどの硝酸薬は、血管拡張作用に伴い、頭痛や立ちくらみなどの副作用を起こすことがある。 |
| 12 | × | プロプラノロールは、心機能を抑制して、心筋の酸素消費量を減少させる。 |
| 13 | × | アテノロールは、$\beta_1$受容体遮断作用により、心機能を抑制して、心筋の酸素消費量を減少させる。 |

14 ★★★ ☑☑☑ ジルチアゼムは、心筋細胞の$Ca^{2+}$チャネルを遮断することで心機能を抑制する。

15 ★★★ ☑☑☑ ジルチアゼムは、房室結節のL型$Ca^{2+}$チャネルを遮断する。

16 ★★ ☑☑☑ ジピリダモールは、ATP感受性$K^{+}$チャネルの開口により抗狭心症作用を示す。

17 ★★★ ☑☑☑ ジピリダモールは、冠動脈のアデノシン$A_{2A}$受容体を直接刺激することで冠動脈を拡張させる。

18 ★★★ ☑☑☑ ジピリダモールは、アデノシンの赤血球などへの取り込みを抑制し、アデノシンの血管拡張作用を増強する。

## 4-4 高血圧治療薬

3択

1 ★★★ ☑☑☑ 高血圧症治療薬の作用機序でないのはどれか。

a レニン阻害
b アルドステロン受容体遮断
c アドレナリン$\alpha_1$受容体刺激

2 ★★★ ☑☑☑ 血管平滑筋のL型$Ca^{2+}$チャネル遮断により、降圧作用を示すのはどれか。

a プロカイン
b ベラパミル
c ニフェジピン

3 ★★★ ☑☑☑ 血管平滑筋のアドレナリン$\alpha_1$受容体の選択的遮断により、降圧作用を示すのはどれか。

a ロサルタン
b プラゾシン
c フェントラミン

**14** ○ ジルチアゼムは、冠血管や洞房結節、房室結節のL型$Ca^{2+}$チャネルを遮断し、冠血管拡張や心機能抑制などの作用を示す。

**15** ○ ジルチアゼムは、冠血管や洞房結節、房室結節のL型$Ca^{2+}$チャネルを遮断し、冠血管拡張や心機能抑制などの作用を示す。

**16** × ニコランジルの記述である。ジピリダモールは、アデノシンの赤血球や血管壁への取り込みを抑制し、アデノシンの$A_{2A}$受容体刺激による血管拡張作用を間接的に増強する。

**17** × ジピリダモールは、アデノシンの赤血球や血管壁への取り込みを抑制し、アデノシンの$A_{2A}$受容体刺激による血管拡張作用を間接的に増強する。

**18** ○ ジピリダモールは、アデノシンの赤血球や血管壁への取り込みを抑制し、アデノシンの$A_{2A}$受容体刺激による血管拡張作用を間接的に増強する。

## 解答　高血圧治療薬

**1** c $\alpha_1$受容体を刺激すると、血管収縮によって血圧は上昇する。レニン阻害及びアルドステロン受容体の遮断は、高血圧症治療薬の作用機序である。

**2** c ニフェジピンは、血管平滑筋のL型$Ca^{2+}$チャネル遮断により、降圧作用を示す。ベラパミルは、心筋のL型$Ca^{2+}$チャネルを遮断し、上室性頻拍などに用いられる。

**3** b プラゾシンは、血管平滑筋の$\alpha_1$受容体の選択的遮断により、降圧作用を示す。フェントラミンも$\alpha$受容体遮断作用を有するが、その作用は非選択的である。

**4** ★★★ ☑☑☑
血管平滑筋細胞においてcAMPを増やすことで血管拡張作用を示すのはどれか。

a　ボセンタン

b　カルペリチド

c　ベラプロスト

**正誤**

**5** ★★★ ☑☑☑
ニフェジピンは、グレープフルーツジュースの摂取や、歯肉肥厚が問題となる。

**6** ★★★ ☑☑☑
ニフェジピンは、下部食道括約筋の収縮を抑制し、逆流性食道炎を起こすことがある。

**7** ★★★ ☑☑☑
アムロジピンは、心筋のL型$Ca^{2+}$チャネルを遮断するが、血管平滑筋のL型$Ca^{2+}$チャネルは遮断しない。

**8** ★★★ ☑☑☑
アムロジピンは、電位依存性L型$Ca^{2+}$チャネルを遮断して、細動脈を拡張させる。

**9** ★★★ ☑☑☑
シルニジピンは、血管平滑筋のL型$Ca^{2+}$チャネル及び交感神経終末のN型$Ca^{2+}$チャネルを遮断する。

**10** ★★★ ☑☑☑
エナラプリルは、アンジオテンシンⅡ$AT_1$受容体を遮断し、心負荷を軽減させる。

**11** ★★★ ☑☑☑
エナラプリルは、アンジオテンシン変換酵素を阻害し、アンジオテンシンⅡ及びブラジキニンの生成を抑制する。

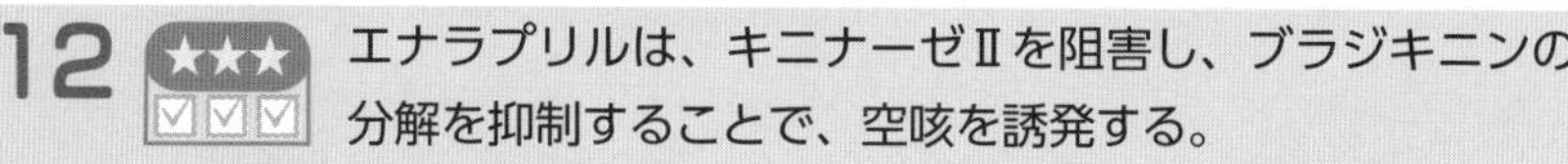

**12** ★★★ ☑☑☑
エナラプリルは、キニナーゼⅡを阻害し、ブラジキニンの分解を抑制することで、空咳を誘発する。

**13** ★★★ ☑☑☑
イミダプリルは、高カリウム血症を起こすことがある。

**14** ★★★ ☑☑☑
リシノプリルは、アンジオテンシンⅡの産生阻害により、副腎皮質におけるアルドステロン分泌を抑制する。

| | | |
|---|---|---|
| 4 | c | ベラプロストは、$PGI_2$受容体を刺激し、cAMPを増やすことで血管拡張作用を示す。 |
| 5 | ○ | ニフェジピンは、グレープフルーツジュースの摂取によって代謝が阻害される。また、ニフェジピンにより歯肉肥厚が現れることがある。 |
| 6 | ○ | ニフェジピンは、下部食道括約筋の収縮を抑制し、逆流性食道炎を起こすことがある。 |
| 7 | × | アムロジピンは、血管平滑筋のL型$Ca^{2+}$チャネルを選択的に遮断し、心筋のL型$Ca^{2+}$チャネルはほぼ遮断しない。 |
| 8 | ○ | アムロジピンは、電位依存性L型$Ca^{2+}$チャネルを遮断して、細動脈を拡張させる。 |
| 9 | ○ | シルニジピンは、血管平滑筋のL型$Ca^{2+}$チャネル及び交感神経終末のN型$Ca^{2+}$チャネルを遮断する。交感神経からのノルアドレナリンの遊離が抑制される。 |
| 10 | × | エナラプリルは、アンジオテンシン変換酵素を阻害し、アンジオテンシンⅡの合成を阻害する。エナラプリルは$AT_1$受容体遮断作用は持たない。 |
| 11 | × | エナラプリルは、アンジオテンシン変換酵素を阻害し、アンジオテンシンⅡの生成抑制、ブラジキニンの分解抑制などの作用を示す。 |
| 12 | ○ | エナラプリルは、キニナーゼⅡ（アンジオテンシン変換酵素）を阻害し、ブラジキニンの分解を抑制する。このブラジキニンが空咳の原因となる。 |
| 13 | ○ | イミダプリルは、アンジオテンシン変換酵素を阻害し、それによりアルドステロンの分泌が抑制されるため、高カリウム血症を起こすことがある。 |
| 14 | ○ | リシノプリルなどのアンジオテンシン変換酵素阻害薬は、アンジオテンシンⅡの産生阻害により、副腎皮質におけるアルドステロン分泌を抑制する。 |

**15** ★★★ ☑☑☑ ロサルタンは、アンジオテンシンⅡ$AT_1$受容体を遮断し、2型糖尿病に伴う糖尿病性腎症に用いられる。

**16** ★★★ ☑☑☑ ロサルタンは、腎動脈狭窄のある患者にも安全に使用できる。

**17** ★★★ ☑☑☑ ロサルタン及びロサルタンの主代謝物(カルボン酸体)は、腎の輸出細動脈を拡張させて糸球体内圧を低下させる。

**18** ★★★ ☑☑☑ テルミサルタンは、アンジオテンシン変換酵素を阻害して、ブラジキニンの分解を抑制する。

**19** ★★★ ☑☑☑ テルミサルタンは、アンジオテンシンⅡによる副腎皮質球状層からのアルドステロン分泌を抑制することで利尿作用を示す。

**20** ★★★ ☑☑☑ カンデサルタンは、アンジオテンシンⅡ$AT_1$受容体を遮断し、血管収縮とアルドステロン分泌を抑制する。

**21** ★★★ ☑☑☑ アリスキレンは、集合管のアルドステロン受容体を遮断することで利尿作用を示す。

**22** ★★★ ☑☑☑ アリスキレンは、アンジオテンシンⅠの産生を抑制する。

**23** ★★★ ☑☑☑ カリジノゲナーゼは、酵素作用によりキニノーゲンを産生させる。

**24** ★★★ ☑☑☑ ドキサゾシンは、交感神経終末からのノルアドレナリン遊離を抑制することで血管平滑筋を弛緩させる。

**25** ★★★ ☑☑☑ ヒドララジンは、妊婦へは投与禁忌である。

| | | |
|---|---|---|
| 15 | ○ | ロサルタンは、アンジオテンシンⅡ $AT_1$ 受容体を遮断し、タンパク尿を伴う2型糖尿病における糖尿病性腎症に用いられる。ただし、血清クレアチニン値の上昇も生じやすいため、経過観察には注意を要する。 |
| 16 | × | 腎動脈の狭窄のある患者では、ロサルタンの使用により、輸入細動脈が狭窄したまま輸出細動脈が拡張されることがある。その場合、腎から血液が流出するため、腎血流量の低下を招き、腎機能の急速な悪化につながる。 |
| 17 | ○ | ロサルタン及びロサルタンの主代謝物（カルボン酸体）は、腎の輸出細動脈を拡張させて糸球体内圧を低下させる。 |
| 18 | × | テルミサルタンは、$AT_1$ 受容体を遮断し降圧作用を示す。ブラジキニンの分解は抑制しない。 |
| 19 | ○ | テルミサルタンは、アンジオテンシンⅡによる副腎皮質球状層からのアルドステロン分泌を抑制することで利尿作用を示す。 |
| 20 | ○ | カンデサルタンは、$AT_1$ 受容体を遮断し、血管収縮とアルドステロン分泌を抑制する。 |
| 21 | × | アリスキレンは、レニン直接阻害作用を示し、アンジオテンシンⅠの産生を抑制する。 |
| 22 | ○ | アリスキレンは、レニン直接阻害作用を示し、アンジオテンシンⅠの産生を抑制する。 |
| 23 | × | カリジノゲナーゼは、キニノーゲンを分解し、ブラジキニンを遊離させる。血管拡張作用を示す。 |
| 24 | × | ドキサゾシンは、血管平滑筋の $\alpha_1$ 受容体を遮断し、血管を拡張させる。 |
| 25 | × | ヒドララジンは直接的な血管拡張作用を示し、妊婦にも使用可能である。 |

# 4-5 その他の循環器系疾患治療薬

3択

**1** 

交感神経終末へのノルアドレナリンの再取り込みを阻害することで、透析時の血圧低下を改善する薬物はどれか。

a　デノパミン
b　エチレフリン
c　アメジニウム

**2**

NOのグアニル酸シクラーゼとの反応性を上昇させる作用と、グアニル酸シクラーゼを直接活性化させる作用をともに示すのはどれか。

a　シルデナフィル
b　タダラフィル
c　リオシグアト

**3**

セロトニン5-$HT_{1B/1D}$受容体を刺激する片頭痛治療薬はどれか。

a　バクロフェン
b　ロメリジン
c　スマトリプタン

正誤

**4** 

アメジニウムは、交感神経終末へのノルアドレナリン再取り込みと不活性化を阻害し、昇圧作用を示す。

**5**

シルデナフィルは、cGMPの分解を抑制し、勃起障害と肺動脈性肺高血圧症を改善する。

**6**

タダラフィルは、血管平滑筋のグアニル酸シクラーゼを阻害する。

**7**

ボセンタンは、エンドセリン受容体を遮断し、肺動脈性肺高血圧症を改善する。

**8**

ボセンタンは、エンドリセン$ET_B$受容体を選択的に遮断する。

**9**

アンブリセンタンは、エンドリセン$ET_A$受容体を選択的に遮断し、また、副作用では貧血の発現率が高い。

# 解答　その他の循環器系疾患治療薬

**1**　c　アメジニウムは、ノルアドレナリン再取り込み阻害及びMAO阻害作用により、透析時の血圧低下を改善する。

**2**　c　リオシグアトは、NOの可溶性グアニル酸シクラーゼとの反応性を上昇させる作用と、可溶性グアニル酸シクラーゼを直接活性化させる作用をともに示す。

**3**　c　スマトリプタンは、5-$HT_{1B/1D}$受容体の刺激により脳血管を収縮させるため、片頭痛の発作時に用いられる。

**4**　○　アメジニウムは、交感神経終末へのノルアドレナリン再取り込みとMAOによる不活性化を阻害し、昇圧作用を示す。

**5**　○　シルデナフィルやタダラフィルは、ホスホジエステラーゼV阻害によりcGMPの分解を抑制し、勃起障害と肺動脈性肺高血圧症を改善する。

**6**　×　タダラフィルは、ホスホジエステラーゼV阻害によりcGMPの分解を抑制する。

**7**　○　ボセンタンは、エンドセリン受容体を非選択的に遮断し、肺動脈性肺高血圧症を改善する。

**8**　×　ボセンタンは、$ET_A$受容体及び$ET_B$受容体を非選択的に遮断する。また、副作用では肝障害の発現率が高い。

**9**　○　アンブリセンタンは、$ET_A$受容体を選択的に遮断し、また、副作用では貧血の発現率が高い。

**10** ★★☆ ☑☑☑ エポプロステノールは、血管平滑筋のプロスタノイドIP受容体を刺激する。

**11** ★★★ ☑☑☑ ベラプロストは、末梢血管拡張及び血小板凝集抑制により、末梢循環障害を改善する。

**12** ★★★ ☑☑☑ ベラプロストは、プロスタグランジン$I_2$誘導体であり、慢性動脈閉塞症に伴う潰瘍や疼痛に用いられる。

**13** ★★★ ☑☑☑ ロメリジンは、$Ca^{2+}$チャネルを遮断して頭蓋血管を拡張する。

**14** ★★☆ ☑☑☑ ガルカネズマブは、抗カルシトニン遺伝子関連ペプチド(CGRP)抗体製剤で、片頭痛の発作時に皮下注射にて用いられる。

**15** ★★☆ ☑☑☑ スマトリプタンは、セロトニン5-$HT_{1B/1D}$受容体を遮断し、片頭痛を緩和する。

**16** ★★☆ ☑☑☑ ゾルミトリプタンは、セロトニン5-$HT_{1B}$及び5-$HT_{1D}$受容体を刺激して、脳血管を収縮させる。

**17** ★★☆ ☑☑☑ エレトリプタンは、セロトニン5-$HT_{1D}$受容体を刺激して三叉神経からの抗カルシトニン遺伝子関連ペプチド(CGRP)の遊離を抑制する。

**18** ★★☆ ☑☑☑ ラスミジタンは、セロトニン5-$HT_{1F}$受容体を刺激するため、「虚血性心疾患を有する片頭痛患者」には投与禁忌である。

| | | |
|---|---|---|
| 10 | ○ | エポプロステノールは、血管平滑筋及び血小板のプロスタノイドIP（$PGI_2$）受容体を刺激し、cAMP産生促進により、血管拡張や血小板凝集阻害などの作用を示す。 |
| 11 | ○ | ベラプロストは、末梢血管拡張及び血小板凝集抑制により、末梢循環障害を改善する。 |
| 12 | ○ | ベラプロストは、$PGI_2$誘導体であり、、末梢血管拡張及び血小板凝集抑制により、慢性動脈閉塞症に伴う潰瘍や疼痛に用いられる。 |
| 13 | ○ | ロメリジンは、$Ca^{2+}$チャネルを遮断して頭蓋血管を拡張する。片頭痛の発作予防に用いられる。 |
| 14 | × | ガルカネズマブは、抗CGRP抗体製剤で、片頭痛の発作予防に皮下注射で用いられる。 |
| 15 | × | スマトリプタンは、5-$HT_{1B/1D}$受容体を刺激し、片頭痛の発作時の痛みを緩和する。 |
| 16 | ○ | ゾルミトリプタンは、5-$HT_{1B}$及び5-$HT_{1D}$受容体を刺激して、脳血管を収縮させる。片頭痛の発作時の痛みを緩和する。 |
| 17 | ○ | エレトリプタンは、5-$HT_{1D}$受容体を刺激して三叉神経からのCGRPやサブスタンスPなどの遊離を抑制し、片頭痛の発作時の痛みを緩和する。 |
| 18 | × | ラスミジタンは、5-$HT_{1F}$受容体を刺激し、心血管系に影響を及ぼさないため、「虚血性心疾患を有する片頭痛患者」にも投与可能である。 |

覚えてる？ **暗記で差がつく医薬品！**

- イバブラジン（HCNチャネル遮断薬）
- サクビトリル（ネプリライシン阻害薬）
- シベンゾリン（$Na^+$及び$K^+$チャネル遮断薬）
- メキシレチン（$Na^+$チャネル遮断薬）
- アミオダロン（$K^+$チャネル遮断薬）
- ジピリダモール（アデノシン取り込み阻害薬）
- アメジニウム（ノルアドレナリン再取り込み阻害薬）
- リオシグアト（可溶性グアニル酸シクラーゼ活性化薬）
- ガルカネズマブ（抗CGRP抗体）
- ラスミジタン（5-$HT_{1F}$受容体刺激薬）

# 第5章

# 泌尿器系に作用する薬

# 5-1 膀胱に作用する薬

3択

**1** アドレナリン$\alpha_1$受容体を遮断し、前立腺肥大による排尿障害を改善するのはどれか。

a タムスロシン
b シルデナフィル
c イミダフェナシン

**2** 前立腺肥大症治療薬で、血圧降下の原因となる可能性が比較的高いのはどれか。

a ナフトピジル
b デュタステリド
c オキシブチニン

**3** 前立腺肥大に伴う排尿障害を改善するタダラフィルの作用機序はどれか。

a コリンエステラーゼ阻害
b ホスホジエステラーゼV阻害
c アドレナリン$\beta_2$受容体刺激

**4** アドレナリン$\beta_3$受容体を刺激するのはどれか。

a プロピベリン
b フラボキサート
c ビベグロン

正誤

**5** タムスロシンは、アドレナリン$\alpha_{1A}$受容体を選択的に遮断し、前立腺肥大による排尿障害を改善する。

**6** ナフトピジルは、アドレナリン$\alpha_1$受容体遮断作用があり、前立腺肥大に伴う排尿困難に用いられる。

**7** ウラピジルは、肥大した前立腺を縮小させることにより、排尿障害を改善する。

**8** ジスチグミンは、コリンエステラーゼを阻害して、アセチルコリンによる排尿筋の収縮を増強する。

# 解答　膀胱に作用する薬

| | | |
|---|---|---|
| 1 | a | タムスロシンは、$\alpha_1$受容体を遮断し、前立腺平滑筋を弛緩させることで前立腺肥大による排尿障害を改善する。 |
| 2 | a | ナフトピジルやタムスロシンなどの$\alpha_1$受容体を遮断する前立腺肥大症治療薬は、血管拡張作用も示すため、血圧降下を起こすことがある。 |
| 3 | b | タダラフィルは、ホスホジエステラーゼV阻害に伴うcGMPの分解抑制によって、前立腺平滑筋を弛緩させることができるため、前立腺肥大症の治療に用いられる。 |
| 4 | c | ビベグロンやミラベグロンは、$\beta_3$受容体を刺激し、膀胱排尿筋（膀胱平滑筋）を弛緩させることで、過活動膀胱を改善する。 |
| 5 | ○ | タムスロシンやシロドシンは、$\alpha_{1A}$受容体を選択的に遮断し、前立腺肥大による排尿障害を改善する。 |
| 6 | ○ | ナフトピジルは、$\alpha_1$受容体遮断作用があり、前立腺肥大に伴う排尿困難に用いられる。 |
| 7 | × | ウラピジルなどの$\alpha_1$受容体遮断薬は、前立腺平滑筋を弛緩させるが、小さくすることはできない。デュタステリドなど、男性ホルモンの作用を抑制するものは、前立腺を縮小させる。 |
| 8 | ○ | ジスチグミンは、コリンエステラーゼを阻害して、アセチルコリンによる膀胱排尿筋の収縮を増強する。 |

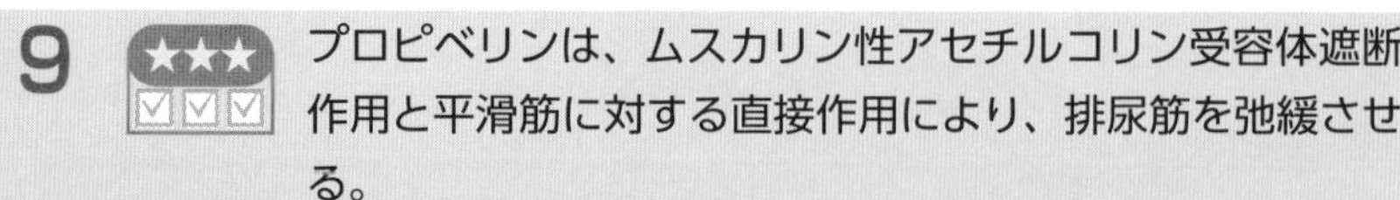

**9** プロピベリンは、ムスカリン性アセチルコリン受容体遮断作用と平滑筋に対する直接作用により、排尿筋を弛緩させる。

**10** プロピベリンは、アセチルコリン$M_3$受容体遮断による膀胱排尿筋の弛緩を起こす。

**11** オキシブチニンは、抗アンドロゲン作用があり、前立腺肥大に伴う排尿困難に用いられる。

**12** ソリフェナシンは、アドレナリン$\alpha_{1A}$受容体を遮断して、前立腺平滑筋を弛緩させる。

**13** フラボキサートは、コリンエステラーゼを阻害し、膀胱排尿筋を収縮させる。

**14** フラボキサートは、平滑筋細胞内への$Ca^{2+}$流入阻害作用及びホスホジエステラーゼ阻害作用があり、頻尿に用いられる。

**15** クレンブテロールは、アドレナリン$\beta_2$受容体を刺激し、腹圧性尿失禁を改善する。

**16** ミラベグロンは、アドレナリン$\beta_3$受容体を刺激して、膀胱排尿筋を弛緩させる。

**17** ミラベグロンは、生殖可能年齢の患者への投与が推奨されている。

## 5-2 利尿薬

3択

**1** 炭酸脱水酵素阻害薬はどれか。

a　メフルシド
b　イソソルビド
c　アセタゾラミド

| | | |
|---|---|---|
| 9 | ○ | プロピベリンは、$M_3$受容体遮断作用と平滑筋に対する直接作用（$Ca^{2+}$チャネル遮断）により、膀胱排尿筋（膀胱平滑筋）を弛緩させる。 |
| 10 | ○ | プロピベリンは、膀胱平滑筋への$M_3$受容体遮断作用と$Ca^{2+}$チャネル遮断作用により、膀胱排尿筋を弛緩させる。 |
| 11 | × | オキシブチニンは、$M_3$受容体遮断作用と平滑筋に対する直接作用により、膀胱排尿筋を弛緩させる。前立腺肥大症による排尿困難には使用しない。 |
| 12 | × | ソリフェナシンは、$M_3$受容体遮断作用により、膀胱排尿筋を弛緩させる。 |
| 13 | × | フラボキサートは、ホスホジエステラーゼを阻害し、膀胱排尿筋を弛緩させる。頻尿に用いられる。 |
| 14 | ○ | フラボキサートは、平滑筋細胞内への$Ca^{2+}$流入阻害作用及びホスホジエステラーゼ阻害作用、抗コリン作用があり、頻尿に用いられる。 |
| 15 | ○ | クレンブテロールは、$\beta_2$受容体を刺激し、膀胱排尿筋を弛緩させ、腹圧性尿失禁を改善する。 |
| 16 | ○ | ミラベグロンやビベグロンは、$\beta_3$受容体を刺激して、膀胱排尿筋を弛緩させる。過活動膀胱を改善する。 |
| 17 | × | ビベグロンの記述である。ミラベグロンは、催奇形性があるため、生殖可能年齢の患者への投与は可能な限り避けることとされている。 |

## 解答　利尿薬

| | | |
|---|---|---|
| 1 | c | アセタゾラミドは、代表的な炭酸脱水酵素阻害薬である。メフルシドはヘンレ係蹄と遠位尿細管で作用する非チアジド系利尿薬、イソソルビドは浸透圧利尿薬である。 |

**2** ★★★ Na$^{+}$-K$^{+}$-2Cl$^{-}$共輸送系の抑制により利尿作用を示すのはどれか。

a 浸透圧利尿薬
b ループ利尿薬
c カリウム保持性利尿薬

**3** ★★ トリクロルメチアジドにより血中濃度が低下するのはどれか。

a Na$^{+}$
b Ca$^{2+}$
c 尿酸

**4** ★★★ カリウム保持性利尿薬はどれか。

a ブメタニド
b D-マンニトール
c スピロノラクトン

**5** ★★★ バソプレシンV$_{2}$受容体を遮断する利尿薬はどれか。

a モザバプタン
b トリアムテレン
c フロセミド

正誤

**6** ★★★ 炭酸脱水酵素阻害薬は、尿中へのHCO$_{3}^{-}$排泄を抑制し、尿のpHを酸性側に傾ける。

**7** ★★★ アセタゾラミドは、近位尿細管でのHCO$_{3}^{-}$の排泄を増加させる。

**8** ★★★ フロセミドは、ヘンレ係蹄上行脚のNa$^{+}$-K$^{+}$-2Cl$^{-}$共輸送系の機能を亢進する。

**9** ★★ トラセミドは、Na$^{+}$-K$^{+}$-2Cl$^{-}$共輸送体を阻害するとともに、心房性ナトリウム利尿ペプチド(ANP)受容体を遮断する。

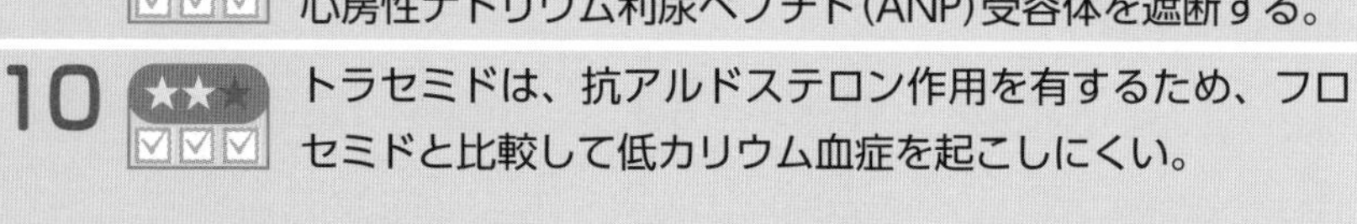

**10** ★★ トラセミドは、抗アルドステロン作用を有するため、フロセミドと比較して低カリウム血症を起こしにくい。

**11** ★★ ブメタニドは、近位尿細管においてNa$^{+}$-H$^{+}$交換系を阻害する。

| | | |
|---|---|---|
| 2 | b | ループ利尿薬は、ヘンレ係蹄上行脚で作用し、$Na^+$-$K^+$-2$Cl^-$共輸送系の抑制により、利尿作用を示す。 |
| 3 | a | トリクロルメチアジドにより、$Na^+$の血中濃度は低下する。ループ利尿薬など、その他の利尿薬では$Ca^{2+}$の血中濃度も低下するが、チアジド系利尿薬では低下しない。チアジド系利尿薬は骨粗鬆症患者に利尿薬を使用する際に重宝される。 |
| 4 | c | スピロノラクトンは、集合管においてアルドステロン受容体を遮断し、$Na^+$/$K^+$交換系を抑制する。カリウムの排泄を抑制する、カリウム保持性利尿薬である。 |
| 5 | a | モザバプタンやトルバプタンは、$V_2$受容体を遮断する利尿薬である。水の再吸収のみを阻害し、$Na^+$の排泄促進を伴わない利尿作用を示す。 |
| 6 | × | アセタゾラミドなどの炭酸脱水酵素阻害薬は、尿中への$HCO_3^-$排泄を促進し、尿のpHをアルカリ性側に傾ける。 |
| 7 | ○ | アセタゾラミドなどの炭酸脱水酵素阻害薬は、尿中への$HCO_3^-$排泄を促進し、尿のpHをアルカリ性側に傾ける。 |
| 8 | × | フロセミドは、ヘンレ係蹄上行脚の$Na^+$-$K^+$-2$Cl^-$共輸送系の機能を抑制する。尿細管管腔内の$Na^+$を増加させ、利尿作用を示す。 |
| 9 | × | トラセミドは、$Na^+$-$K^+$-2$Cl^-$共輸送体を阻害するとともに、アルドステロン受容体を遮断する。 |
| 10 | ○ | トラセミドは、抗アルドステロン作用を有しておりカリウム保持作用も働くため、フロセミドと比較して低カリウム血症を起こしにくい。 |
| 11 | × | アセタゾラミドの記述である。ブメタニドは、ヘンレ係蹄上行脚で作用し、$Na^+$-$K^+$-2$Cl^-$共輸送系の抑制により、利尿作用を示す。 |

12 ★★★ ブメタニドは、$Na^+$-$Cl^-$共輸送体を選択的に阻害する。

13 ★★★ チアジド系利尿薬は、主として遠位尿細管の有機アニオン輸送系を介して分泌され、$Na^+$-$Cl^-$共輸送系を抑制する。

14 ★★★ トリクロルメチアジドは、遠位尿細管の$Na^+$-$Cl^-$共輸送系を阻害することで$Na^+$の再吸収を抑制する。

15 ★★★ トリクロルメチアジドは、遠位尿細管において$Na^+$-$Cl^-$共輸送系を抑制する。

16 ★★★ インダパミドはヘンレ係蹄上行脚における$Na^+$-$K^+$-$2Cl^-$共輸送系を阻害する。

17 ★★★ カリウム保持性利尿薬は、チアジド系利尿薬による$K^+$の尿中排泄を抑制する。

18 ★★★ スピロノラクトンは、アルドステロン受容体を遮断することで、$K^+$の排泄を抑制し、高カリウム血症を引き起こす可能性がある。

19 ★★★ スピロノラクトンは、アンドロゲン受容体やプロゲステロン受容体を遮断することから、女性化乳房を起こしやすい。

20 ★★★ カンゾウによるカリウム値の変動に、スピロノラクトンの併用で是正することがある。

21 ★★★ カンレノ酸は、アルドステロン受容体を遮断し、$Na^+$の再吸収を抑制する。

22 ★★★ カンレノ酸は、集合管上皮細胞の$Na^+$チャネルの発現を抑制する。

23 ★★★ エプレレノンは、糖質コルチコイド受容体の遮断により利尿作用を示す。

24 ★★★ エプレレノンは、アルドステロン受容体を遮断し、利尿作用を示す。

**12** ×
チアジド系利尿薬の記述である。ブメタニドは、ヘンレ係蹄上行脚で作用し、$Na^+$-$K^+$-$2Cl^-$共輸送系の抑制により、利尿作用を示す。

**13** ×
チアジド系利尿薬は、近位尿細管の有機アニオン輸送系を介して分泌され、遠位尿細管の$Na^+$-$Cl^-$共輸送系を抑制する。

**14** ○
トリクロルメチアジドは、遠位尿細管の$Na^+$-$Cl^-$共輸送系を阻害することで$Na^+$の再吸収を抑制する。

**15** ○
トリクロルメチアジドは、遠位尿細管の$Na^+$-$Cl^-$共輸送系を阻害することで$Na^+$の再吸収を抑制する。

**16** ×
インダパミドは、遠位尿細管の$Na^+$-$Cl^-$共輸送系を阻害することで$Na^+$の再吸収を抑制する。

**17** ○
チアジド系利尿薬は$K^+$の尿中排泄を促進し、カリウム保持性利尿薬は尿細管での$K^+$の再吸収を促す。

**18** ○
スピロノラクトンは、アルドステロン受容体を遮断することで、$K^+$の排泄を抑制し、高カリウム血症を引き起こす可能性がある。

**19** ○
スピロノラクトンは、アンドロゲン受容体やプロゲステロン受容体を遮断することから、女性化乳房を起こしやすい。

**20** ○
カンゾウの偽アルドステロン症によるカリウム値の低下が生じた際には、通常は漢方薬を休薬するが、それが難しい場合にはスピロノラクトンの併用で是正することがある。

**21** ○
カンレノ酸は、アルドステロン受容体を遮断し、集合管上皮細胞の$Na^+$チャネルの発現を抑制することで$Na^+$の再吸収を抑制する。

**22** ○
カンレノ酸は、アルドステロン受容体を遮断し、集合管上皮細胞の$Na^+$チャネルの発現を抑制することで$Na^+$の再吸収を抑制する。

**23** ×
エプレレノンは、鉱質コルチコイドであるアルドステロンの受容体を遮断することにより利尿作用を示す。

**24** ○
エプレレノンは、鉱質コルチコイドであるアルドステロンの受容体を遮断することにより利尿作用を示す。

25 ★★★ ☑☑☑ エプレレノンは、集合管においてアルドステロン受容体を遮断し、$Na^+$/$K^+$交換系を抑制する。

26 ★★★ ☑☑☑ エサキセレノンは、ステロイド骨格を持たないため、女性化乳房の副作用を起こさない抗アルドステロン薬である。

27 ★★★ ☑☑☑ トリアムテレンは、集合管上皮細胞の$Na^+$チャネルを遮断する。

28 ★★★ ☑☑☑ トリアムテレンは、遠位尿細管から集合管において$Na^+$チャネルを遮断し、$Na^+$の再吸収を抑制する。

29 ★★★ ☑☑☑ カルペリチドは、アデニル酸シクラーゼを活性化し、利尿作用と血管拡張作用を示す。

30 ★★★ ☑☑☑ カルペリチドは、膜結合型グアニル酸シクラーゼを活性化し、利尿作用を示す。

31 ★★★ ☑☑☑ 浸透圧利尿薬は、糸球体でろ過されやすく、腎尿細管で再吸収されにくい。

32 ★★★ ☑☑☑ D-マンニトールは、管腔内浸透圧上昇を介して近位尿細管のナトリウム再吸収を抑制し尿量を増加させる。

33 ★★★ ☑☑☑ D-マンニトールは、尿細管からほとんど再吸収されず、尿細管管腔内の浸透圧を上昇させる。

34 ★★★ ☑☑☑ イソソルビドは、遠位尿細管から集合管のアルドステロン受容体を遮断する。

35 ★★★ ☑☑☑ トルバプタンは、バソプレシン$V_2$受容体を刺激し、低ナトリウム血症を起こすことがある。

**25** ○ エプレレノンは、集合管においてアルドステロン受容体を遮断し、$Na^+$/$K^+$交換系を抑制する。

**26** ○ エサキセレノンは、ステロイド骨格を持たないため、女性化乳房の副作用を起こさない抗アルドステロン薬である。

**27** ○ トリアムテレンは、集合管上皮細胞の$Na^+$チャネルの遮断を介して、$Na^+$/$K^+$交換系を抑制する。

**28** ○ トリアムテレンは、遠位尿細管から集合管において$Na^+$チャネルを遮断し、$Na^+$の再吸収を抑制する。

**29** × カルペリチドは、グアニル酸シクラーゼを活性化し、cGMPの増加を介して利尿作用と血管拡張作用を示す。

**30** ○ カルペリチドは、膜結合型グアニル酸シクラーゼを活性化し、利尿作用を示す。ニトログリセリンなどの硝酸薬は可溶性グアニル酸シクラーゼを活性化させる。

**31** ○ D-マンニトールなどの浸透圧利尿薬は、糸球体ではろ過されやすいが、腎尿細管でほぼ再吸収されないことから、尿細管管腔内の浸透圧を上昇させる。

**32** ○ D-マンニトールなどの浸透圧利尿薬は、管腔内浸透圧上昇を介して近位尿細管におけるナトリウムの再吸収を抑制し尿量を増加させる。

**33** ○ D-マンニトールなどの浸透圧利尿薬は、尿細管からほとんど再吸収されず、尿細管管腔内の浸透圧を上昇させる。

**34** × イソソルビドも浸透圧利尿薬であり、管腔内浸透圧上昇を介して近位尿細管におけるナトリウムの再吸収を抑制し尿量を増加させる。

**35** × トルバプタンは、$V_2$受容体を遮断する利尿薬である。水の再吸収のみを阻害し、$Na^+$の排泄促進を伴わない利尿作用を示す。高ナトリウム血症を起こすことがあり、投与開始は必ず入院中に行う。

覚えてる？ **暗記で差がつく医薬品！**

- プロピベリン（$M_3$受容体遮断薬）
- フラボキサート（$Ca^{2+}$チャネル遮断薬）
- ミラベグロン（$\beta_3$受容体刺激薬）
- エサキセレノン（アルドステロン受容体遮断薬）
- トルバプタン（$V_2$受容体遮断薬）

# 第6章

# 呼吸器系に作用する薬

## 6-1 呼吸器系に作用する薬

3択

1 
呼吸中枢に直接作用し、呼吸興奮を起こすのはどれか。
a ジモルホラミン
b ナロキソン
c レバロルファン

2 
末梢化学受容器を介して呼吸中枢を興奮させるのはどれか。
a アポモルヒネ
b ドキサプラム
c スコポラミン

正誤

3 ジモルホラミンは、延髄の呼吸中枢に直接作用し、呼吸興奮を起こす。

4 ドキサプラムは、オピオイドμ受容体を遮断し、モルヒネによる呼吸抑制を改善する。

5 ドキサプラムは、頸動脈小体の化学受容器を刺激して呼吸興奮を引き起こす。

6 ナロキソンは、オピオイド受容体遮断作用を有し、モルヒネ急性中毒の際に治療薬として使用される。

7 フルマゼニルは、肺伸展受容器を選択的に抑制し、鎮咳効果を示す。

8 フルマゼニルは、ベンゾジアゼピン受容体に結合し、ベンゾジアゼピン系薬による呼吸抑制を改善する。

9 アセタゾラミドは、炭酸脱水酵素を抑制することで代謝性アルカローシスを起こし、呼吸中枢を刺激する。

## 解答　呼吸器系に作用する薬

| | | |
|---|---|---|
| 1 | a | ジモルホラミンは、呼吸中枢に直接作用し、呼吸興奮を起こす。 |
| 2 | b | ドキサプラムは、末梢化学受容器を介して呼吸中枢を興奮させる。 |
| 3 | ○ | ジモルホラミンは、延髄の呼吸中枢に直接作用し、呼吸興奮を起こす。 |
| 4 | × | ナロキソンやレバロルファンの記述である。ドキサプラムは、末梢化学受容器を介して呼吸中枢を興奮させる。 |
| 5 | ○ | ドキサプラムは、頸動脈小体及び大動脈小体の末梢化学受容器を刺激して呼吸興奮を引き起こす。 |
| 6 | ○ | ナロキソンやレバロルファンは、μ受容体遮断作用を有し、モルヒネ急性中毒の際に治療薬として使用される。 |
| 7 | × | ベンゾナテートの記述である。フルマゼニルは、ベンゾジアゼピン受容体の遮断により、ベンゾジアゼピン系薬の過量投与に伴う呼吸抑制などからの回復に用いられる。 |
| 8 | ○ | フルマゼニルは、ベンゾジアゼピン受容体に結合（遮断）し、ベンゾジアゼピン系薬による呼吸抑制を改善する。 |
| 9 | × | アセタゾラミドは、炭酸脱水酵素を抑制することで代謝性アシドーシスを起こし、呼吸中枢を刺激する。 |

# 6-2 鎮咳薬・去痰薬

3択

1 ★★★ ☑☑☑ 次のうち、鎮咳作用が最も強いのはどれか。
- a コデイン
- b ジヒドロコデイン
- c モルヒネ

2 ★★★ ☑☑☑ コデインの特徴的な副作用として誤っているのはどれか。
- a 嘔吐
- b 下痢
- c 呼吸抑制

3 ★★★ ☑☑☑ 気管支喘息、発作中の患者に投与禁忌の鎮咳薬はどれか。
- a ノスカピン
- b グアイフェネシン
- c ジヒドロコデイン

4 ★★★ ☑☑☑ ムコタンパク質のジスルフィド結合(-S-S-)を切断して低分子化し、喀痰の粘度を低下させるのはどれか。
- a ノスカピン
- b アンブロキソール
- c アセチルシステイン

5 ★★★ ☑☑☑ 去痰作用を有する鎮咳薬はどれか。
- a コデイン
- b チペピジン
- c デキストロメトルファン

6 ★★★ ☑☑☑ 肺サーファクタント分泌を促進する去痰薬はどれか。
- a アンブロキソール
- b オキシメテバノール
- c ドルナーゼ アルファ

正誤

7 ★★★ ☑☑☑ ジヒドロコデインは、モルヒネより鎮咳作用は強いが、依存性形成作用は弱い。

8 ★★★ ☑☑☑ デキストロメトルファンは、ジヒドロコデインとほぼ同等の鎮咳作用と止瀉作用を示すが、鎮痛作用はない。

# 解答　鎮咳薬・去痰薬

| | | |
|---|---|---|
| 1 | c | 選択肢の中の鎮咳作用の強弱は、<br>モルヒネ＞ジヒドロコデイン＞コデイン<br>の順となる。 |
| 2 | b | コデインやジヒドロコデインも、モルヒネ同様、嘔吐、便秘、呼吸抑制を起こすことがある。 |
| 3 | c | モルヒネ、ジヒドロコデイン、コデインは、気管支腺分泌を抑制し、気道の過敏性を亢進させてしまうことから気管支喘息発作中の患者への投与は禁忌である。 |
| 4 | c | アセチルシステインは、ムコタンパク質のジスルフィド結合（-S-S-）を切断して低分子化し、喀痰の粘度を低下させる去痰薬である。 |
| 5 | b | チペピジン及びグアイフェネシンは、去痰作用を持つ鎮咳薬である。 |
| 6 | a | アンブロキソールは、肺サーファクタント分泌の促進、気管支腺分泌の促進、線毛運動の促進により、去痰作用を示す。オキシメテバノールは咳中枢抑制による鎮咳作用を示し、ドルナーゼ アルファ は痰に含まれる好中球由来のDNAを分解し去痰作用を示す。 |
| 7 | × | ジヒドロコデインは、鎮咳作用、依存性形成作用はともにモルヒネよりも弱い。 |
| 8 | × | デキストロメトルファンは、鎮咳作用、止瀉作用はともにジヒドロコデインよりも弱く、鎮痛作用はほぼ示さない。 |

| No. | 重要度 | 問題 |
|---|---|---|
| 9 | ★★☆ | ノスカピンは、延髄の咳中枢を抑制して鎮咳作用を示す。 |
| 10 | ★★☆ | ノスカピンは、延髄の咳中枢を抑制して鎮咳作用を示すが、呼吸中枢抑制作用はない。 |
| 11 | ★★☆ | チペピジンは、気管支平滑筋のアドレナリン$\beta_2$受容体を刺激することで咳を静める。 |
| 12 | ★★☆ | チペピジンは、咳中枢に作用せず、気管支を拡張させて鎮咳作用を示す。 |
| 13 | ★☆☆ | ジメモルファンは、延髄の咳中枢を抑制することで、咳反射を抑制する。 |
| 14 | ★☆☆ | オキシメテバノールは、アドレナリン$\beta_2$受容体を刺激することで、気管支平滑筋を弛緩させる。 |
| 15 | ★★☆ | ゲーファピキサントは、P2X3受容体の刺激により、鎮咳作用を示す。 |
| 16 | ★★☆ | ゲーファピキサントの主な副作用に、服用期間中の味覚障害がある。 |
| 17 | ★★★ | ブロムヘキシンは、アンブロキソールの活性代謝産物で、肺サーファクタントの分泌を促進する。 |
| 18 | ★★★ | アンブロキソールは、ブロムヘキシンの活性代謝物であり、肺サーファクタントの分泌を抑制する。 |
| 19 | ★★★ | アンブロキソールは、Ⅱ型肺胞上皮細胞からの肺表面活性物質(肺サーファクタント)の分泌を促進し、去痰作用を示す。 |
| 20 | ★★★ | アセチルシステインは、気道粘液のムコタンパク質のジスルフィド結合を開裂して、去痰作用を示す。 |
| 21 | ★★☆ | アセチルシステインは、アセトアミノフェンの代謝により生成する毒性代謝物のグルクロン酸抱合を促進し、肝障害を抑制する。 |
| 22 | ★★★ | カルボシステインは、気道粘液のムコタンパク質のジスルフィド結合を開裂して、去痰作用を示す。 |

| | | |
|---|---|---|
| 9 | ○ | ノスカピンは、延髄の咳中枢を抑制して鎮咳作用を示す。 |
| 10 | ○ | ノスカピンは、延髄の咳中枢を抑制して鎮咳作用を示すが、呼吸中枢抑制や鎮痛などの作用はない。 |
| 11 | × | チペピジンは、延髄の咳中枢を抑制して鎮咳作用を示し、去痰作用も併せ持つ。 |
| 12 | × | 咳中枢に作用せず、気管支を拡張させて鎮咳作用を示す末梢性鎮咳薬には、$\beta_2$刺激薬やテオフィリンなどが該当する。 |
| 13 | ○ | ジメモルファンは、延髄の咳中枢を抑制することで、咳反射を抑制する。 |
| 14 | × | オキシメテバノールは、麻薬性鎮咳薬であり、咳中枢を抑制する。コデインよりも強力な鎮咳作用を示す。 |
| 15 | × | ゲーファピキサントは、P2X3受容体へのATPの結合を遮断することで、鎮咳作用を示す。 |
| 16 | ○ | ゲーファピキサントの主な副作用に、服用期間中の味覚障害がある。 |
| 17 | × | アンブロキソールは、ブロムヘキシンの活性代謝物であり、肺サーファクタントの分泌を促進する。 |
| 18 | × | アンブロキソールは、ブロムヘキシンの活性代謝物であり、肺サーファクタントの分泌を促進する。 |
| 19 | ○ | アンブロキソールは、Ⅱ型肺胞上皮細胞からの肺サーファクタントの分泌を促進し、去痰作用を示す。 |
| 20 | ○ | アセチルシステインは、気道粘液のムコタンパク質のジスルフィド結合を開裂して、去痰作用を示す。 |
| 21 | × | アセチルシステインは、アセトアミノフェンの代謝により生成する毒性代謝物のグルタチオン抱合を促進し、肝障害を抑制する。 |
| 22 | × | カルボシステインは、構造中にSH基を持たず、ジスルフィド結合を開裂する作用は示さない。 |

23 カルボシステインは、痰中のフコムチンを減少させシアロムチンを増加させることで痰の排出を促進する。

24 フドステインは、杯細胞の過形成を抑制し、ムチンの分泌量を減少させることで去痰作用を示す。

## 6-3 気管支喘息・COPD治療薬

3択

1 アドレナリンβ受容体に作用する気管支喘息治療薬はどれか。

a プロプラノロール
b プロカテロール
c イプラトロピウム

2 テオフィリンの気管支拡張に関わる機序はどれか。

a アデニル酸シクラーゼ活性化
b cAMP分解抑制
c ホスホリパーゼC活性化

3 ムスカリン$M_3$受容体を遮断し、気管支喘息に使用される薬物はどれか。

a サルブタモール
b イブジラスト
c チオトロピウム

4 オマリズマブが結合するのはどれか。

a IgE
b TNF-α
c CD20

正誤

5 サルブタモールは、アドレナリン$\beta_2$受容体を刺激し、気管支平滑筋を弛緩させる。

6 プロカテロールは、アドレナリン$\beta_2$受容体を刺激し、血清カリウム濃度を上昇させる。

**23** ○ カルボシステインは、痰中のフコムチン（フコース）を**減少**させシアロムチン（シアル酸）を**増加**させることで痰の粘稠性を低下させ、去痰作用を示す。

**24** ○ フドステインは、杯細胞の過形成を**抑制**し、ムチンの分泌量を**減少**させることで去痰作用を示す。

## 解答　気管支喘息・COPD治療薬

**1** b **プロカテロール**は、$\beta_2$受容体を刺激して、気管支平滑筋を弛緩、気管支を拡張させるため、気管支喘息の治療に使用される。

**2** b テオフィリンは**ホスホジエステラーゼ**の阻害により、**cAMP分解抑制**作用を示し、気管支を拡張させる。

**3** c **チオトロピウム**は、$M_3$受容体を遮断し、気管支平滑筋を弛緩させるため、気管支喘息の治療に使用される。

**4** a オマリズマブは**IgE**に対するモノクローナル抗体であり、**IgE**と高親和性受容体（FcεRI）との結合を阻害して、**肥満**細胞の活性化を抑制する。既存治療でも改善しない重症例に適応となる。

**5** ○ サルブタモールは、$\beta_2$受容体を刺激し、気管支平滑筋を弛緩させる。

**6** × プロカテロールは、$\beta_2$受容体刺激作用のほか、弱い$\beta_1$受容体刺激作用も有するため、レニン-アンジオテンシン-アルドステロン系の活性化を介して血清カリウム値を**低下**させる。

7 ★★★ ☑☑☑ プロカテロールは、選択的アドレナリン$\beta_2$受容体刺激薬であり、心臓への直接作用は弱い。

8 ★★★ ☑☑☑ サルメテロールは、気管支平滑筋のアドレナリン$\beta_2$受容体を刺激し、アデニル酸シクラーゼを活性化させる。

9 ★★★ ☑☑☑ ホルモテロールは作用発現が速く、また、作用持続時間も長い。

10 ★★★ ☑☑☑ テオフィリンは、ホスホジエステラーゼを阻害し、気管支拡張作用を示す。

11 ★★★ ☑☑☑ テオフィリンは、ホスホジエステラーゼ阻害作用とアデノシン$A_1$受容体遮断作用により、気管支平滑筋を弛緩させる。

12 ★★★ ☑☑☑ プロキシフィリンは、アデニル酸シクラーゼの直接活性化によりcAMPを増加させ、気管支平滑筋を弛緩させる。

13 ★★★ ☑☑☑ オキシトロピウムは、IgE抗体の産生を抑制する。

14 ★★★ ☑☑☑ チオトロピウムは、心臓におけるアセチルコリン$M_2$受容体を遮断することから、頻脈を起こすことがある。

15 ★★★ ☑☑☑ チオトロピウムは、唾液腺におけるアセチルコリン$M_3$受容体を遮断することから、唾液の分泌量低下に伴う口渇を起こすことがある。

16 ★★★ ☑☑☑ オマリズマブは、B細胞におけるIgE産生を抑制する。

17 ★★★ ☑☑☑ デュピルマブは、抗IL-4受容体αモノクローナル抗体であり、気管支喘息のほか、アトピー性皮膚炎にも用いられる。

| | | |
|---|---|---|
| 7 | ○ | プロカテロールは、選択的$\beta_2$受容体刺激薬であるが、心臓へ弱い$\beta_1$受容体刺激作用を示す。 |
| 8 | ○ | サルメテロールは、気管支平滑筋の$\beta_2$受容体を刺激し、アデニル酸シクラーゼを活性化させる。 |
| 9 | ○ | ホルモテロールは作用発現が速く、作用持続時間も長いことから、ホルモテロールとブデソニドの配合剤は気管支喘息の発作時及び発作予防の両方のケースで使用できる。 |
| 10 | ○ | テオフィリンは、ホスホジエステラーゼを阻害し、気管支拡張作用を示す。 |
| 11 | ○ | テオフィリンは、ホスホジエステラーゼ阻害作用と$A_1$受容体遮断作用によるcAMPの増加を介し、気管支平滑筋を弛緩し、気管支を拡張させる。 |
| 12 | × | プロキシフィリンは、ホスホジエステラーゼ阻害作用と$A_1$受容体遮断作用によるcAMPの増加を介し、気管支平滑筋を弛緩し、気管支を拡張させる。 |
| 13 | × | オキシトロピウムは、$M_3$受容体を遮断し、気管支平滑筋を弛緩させるため、気管支喘息の治療に使用される。 |
| 14 | ○ | チオトロピウムは、$M_2$受容体遮断による頻脈や、$M_3$受容体遮断による口渇などが現れることがある。 |
| 15 | ○ | チオトロピウムは、$M_2$受容体遮断による頻脈や、$M_3$受容体遮断による口渇などが現れることがある。 |
| 16 | × | スプラタストの記述である。スプラタストはインターロイキン(IL)-4、IL-5の分泌阻害を介して、B細胞によるIgE抗体の産生を抑制する。オマリズマブはIgEに対するモノクローナル抗体である。 |
| 17 | ○ | デュピルマブは、抗IL-4受容体αモノクローナル抗体であり、気管支喘息のほか、アトピー性皮膚炎にも用いられる。なお、IL-4受容体αは、IL-4及びIL-13が結合する共通の受容体である。 |

### 覚えてる？ 暗記で差がつく医薬品！

- ジモルホラミン（呼吸中枢**直接**的興奮）
- ドキサプラム（呼吸中枢**間接**的興奮）
- ゲーファピキサント（**P2X3**受容体遮断薬）
- プロキシフィリン（**ホスホジエステラーゼ**阻害薬）
- オマリズマブ（抗**IgE**抗体）
- デュピルマブ（抗**IL-4受容体**$\alpha$抗体）

# 第7章
# 消化器系に作用する薬

# 7-1 胃・十二指腸潰瘍治療薬

3択

1 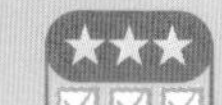
ヒスタミン$H_2$受容体遮断作用を示すのはどれか。
a　メトクロプラミド
b　ファモチジン
c　プログルミド

2
腎機能障害のある患者に対しても投与量の調整を行う必要がないのはどれか。
a　シメチジン
b　ファモチジン
c　ラフチジン

3
ランソプラゾールの作用機序はどれか。
a　アセチルコリン$M_1$受容体遮断
b　$H^+$,$K^+$-ATPase阻害
c　ヒスタミン$H_2$受容体遮断

4
$K^+$と競合して$H^+$,$K^+$-ATPaseを可逆的に阻害し、胃酸分泌を抑制するのはどれか。
a　エソメプラゾール
b　ボノプラザン
c　ポラプレジンク

5
ミソプロストールの消化管粘膜保護作用に関わる受容体はどれか。
a　ドパミン$D_2$受容体
b　アセチルコリン$M_1$受容体
c　プロスタノイドEP受容体

6 
胃粘膜防御因子を増強させる薬物はどれか。
a　テプレノン
b　酸化マグネシウム
c　炭酸水素ナトリウム

正誤

7 
ピレンゼピンは、ペプシンに結合することで、その活性を抑制する。

# 解答　胃・十二指腸潰瘍治療薬

**1** **b** ファモチジンは、胃壁細胞の$H_2$受容体を遮断し、胃酸分泌を抑制する。

**2** **c** ラフチジンは、大部分が肝代謝によって消失するため、腎機能障害のある患者への投与量の調節を必要としない。

**3** **b** ランソプラゾールは、酸性環境下で活性化され、胃壁細胞にて$H^+$,$K^+$-ATPaseを**非可逆的**に阻害し、胃酸分泌を持続的に抑制する。

**4** **b** ボノプラザンは、$K^+$と競合して$H^+$,$K^+$-ATPaseを**可逆的**に阻害し、胃酸分泌を抑制する。作用は強力で持続的。作用発現に酸性環境による活性化を必要と**しない**。

**5** **c** ミソプロストールは、**プロスタノイドEP**受容体を刺激することで、胃酸分泌**抑制**作用と胃粘液分泌**促進**作用を示す。

**6** **a** テプレノンは、胃粘膜の$PGE_2$及び$PGI_2$の合成を促進させることで、粘膜**保護**作用や粘膜血流**増加**作用を示す。

**7** **×** ピレンゼピンは、$M_1$受容体を選択的に遮断し、胃酸分泌を抑制する。

| No. | 重要度 | 問題 |
|---|---|---|
| 8 | ★★★ | ピレンゼピンは、胃主細胞のアセチルコリン$M_2$受容体を選択的に遮断し、心悸亢進を引き起こす。 |
| 9 | ★★★ | ファモチジンは、胃の壁細胞に存在するヒスタミン$H_2$受容体を遮断することで、胃運動促進作用を示す。 |
| 10 | ★ | プログルミドは、ヒスタミン$H_2$受容体を遮断して胃酸分泌を抑制する。 |
| 11 | ★★★ | オキセサゼインは、強酸性下でも局所麻酔作用を示し、胃潰瘍に伴う疼痛を緩和する。 |
| 12 | ★★★ | ラベプラゾールは胃壁細胞において、$H^+$,$K^+$-ATPaseのSH基に非可逆的に結合して胃酸分泌を抑制する。 |
| 13 | ★★★ | ボノプラザンは、壁細胞の$H^+$,$K^+$-ATPaseのSH基と酸性環境で共有結合を形成することで胃酸分泌を抑制する。 |
| 14 | ★★★ | ボノプラザンは、$K^+$と競合して$H^+$,$K^+$-ATPaseを可逆的に阻害することで、胃酸分泌抑制作用を示す。 |
| 15 | ★★ | 酸化マグネシウムは、胃酸を中和し、胃内pHを低下させる。 |
| 16 | ★★ | スクラルファートは、壁細胞のヒスタミン$H_2$受容体を遮断することで胃酸分泌を抑制する。 |
| 17 | ★★ | スクラルファートは、ショ糖硫酸エステルアルミニウム塩で、ペプシンを阻害するほか、潰瘍部に結合し、治癒を促進する。 |
| 18 | ★★ | レバミピドは、プロスタグランジン$E_2$受容体を刺激し、胃粘膜の血流を増大させる。 |
| 19 | ★★ | レバミピドは、ドパミン$D_2$受容体を遮断することで、胃運動促進作用を示す。 |

| | | |
|---|---|---|
| 8 | × | ピレンゼピンは、胃壁細胞の$M_1$受容体を選択的に遮断し、胃酸分泌を抑制する。$M_2$受容体遮断による心悸亢進が起こることもある。 |
| 9 | × | ファモチジンは、胃壁細胞の$H_2$受容体を遮断し、**胃酸分泌**を抑制する。 |
| 10 | × | プログルミドは、**ガストリン**受容体を遮断して胃酸分泌を抑制する。 |
| 11 | ○ | オキセサゼインは、**強酸性下**でも局所麻酔作用を示し、胃潰瘍に伴う疼痛を緩和する。 |
| 12 | ○ | ラベプラゾールは胃壁細胞において、$H^+$,$K^+$-ATPaseのSH基に**非可逆的**に結合して胃酸分泌を**抑制**する。 |
| 13 | × | ボノプラザンは、$K^+$と競合して$H^+$,$K^+$-ATPaseを**可逆的**に阻害し、胃酸分泌を抑制する。作用は強力で持続的。作用発現に酸性環境による活性化を必要と**しない**。 |
| 14 | ○ | ボノプラザンは、$K^+$と競合して$H^+$,$K^+$-ATPaseを**可逆的**に阻害し、胃酸分泌を抑制する。作用は強力で持続的。作用発現に酸性環境による活性化を必要と**しない**。 |
| 15 | × | 酸化マグネシウムは、胃酸を中和し、胃内pHを**上昇**させる。 |
| 16 | × | **ファモチジン**などの記述である。スクラルファートは、ショ糖硫酸エステル**アルミニウム塩**で、ペプシンの活性を抑制するほか、**潰瘍部**に結合し、治癒を促進する。 |
| 17 | ○ | スクラルファートは、ショ糖硫酸エステル**アルミニウム塩**で、ペプシンを阻害するほか、**潰瘍部**に結合し、治癒を促進する。 |
| 18 | × | レバミピドは、胃粘膜の$PGE_2$及び$PGI_2$の**合成**を促進させることで、粘膜**保護**作用や粘膜血流**増加**作用を示す。受容体への直接刺激作用は示さ**ない**。 |
| 19 | × | **スルピリド**の記述である。**レバミピド**は、胃粘膜の$PGE_2$及び$PGI_2$の合成を促進させることで、粘膜**保護**作用や粘膜血流**増加**作用を示す。また、**フリーラジカル**の除去作用も有している。 |

**20** ミソプロストールは、プロスタノイドEP受容体を刺激することで、胃酸分泌抑制作用と胃粘液分泌促進作用を示す。

**21** ミソプロストールは、プロスタノイドEP受容体を遮断し、子宮収縮を引き起こす。

## 7-2 胃腸機能改善薬

3択

**1** ドパミン$D_2$受容体を遮断して消化管運動を亢進するのはどれか。

a ラモセトロン
b メトクロプラミド
c エソメプラゾール

**2** 胃や腸管に発現する受容体で、刺激されることで消化管運動を亢進させるのはどれか。

a オピオイド$\mu$受容体
b アドレナリン$\beta_2$受容体
c セロトニン5-$HT_4$受容体

**3**  モサプリドが作用する受容体はどれか。

a セロトニン5-$HT_2$受容体
b セロトニン5-$HT_3$受容体
c セロトニン5-$HT_4$受容体

**4** 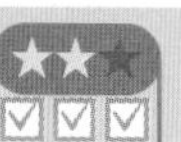 六君子湯の重大な副作用ではないのはどれか。

a 血圧低下
b ミオパシー
c 偽アルドステロン症

正誤

**5**  メトクロプラミドは、ドパミン$D_2$受容体を遮断し、乳汁漏出を引き起こす。

**6**  メトクロプラミドは、副交感神経終末のドパミン$D_2$受容体を遮断し、ドパミンによるアセチルコリンの遊離抑制を解除することで胃運動を促進する。

| | | |
|---|---|---|
| 20 | ○ | ミソプロストールはPGE$_1$誘導体製剤であり、胃粘膜のプロスタノイドEP$_3$受容体を刺激することで、胃酸分泌抑制、胃粘液分泌促進、粘膜保護作用や粘膜血流増加作用を示す。 |
| 21 | × | ミソプロストールはPGE$_1$誘導体製剤であり、子宮平滑筋のプロスタノイドEP$_3$受容体を刺激することで、子宮収縮作用を示す。経口中絶薬としても用いられる。 |

## 解答　胃腸機能改善薬

| | | |
|---|---|---|
| 1 | b | メトクロプラミドやドンペリドンは、D$_2$受容体を遮断して消化管運動を亢進させる。 |
| 2 | c | 5-HT$_4$受容体は、胃や腸管に発現する受容体で、刺激されることで消化管運動を亢進させる。 |
| 3 | c | モサプリドは、5-HT$_4$受容体を刺激し、消化管運動を亢進させる。 |
| 4 | a | 六君子湯はカンゾウが含まれているため、重大な副作用には、偽アルドステロン症と、それに伴うミオパシーがある。血中Na$^+$濃度の上昇を招くことから、血圧は上昇することが多い。 |
| 5 | ○ | メトクロプラミドは、D$_2$受容体を遮断し、プロラクチン分泌促進による乳汁漏出を引き起こす。 |
| 6 | ○ | メトクロプラミドは、副交感神経終末のD$_2$受容体を遮断し、ドパミンによるアセチルコリンの遊離抑制を解除することで胃運動を促進する。 |

7 ★★★ メトクロプラミドは、CTZ（化学受容器引き金帯）のドパミン$D_2$受容体を遮断することで制吐作用を示す。

8 ★★★ ドンペリドンは、ドパミン$D_2$受容体を遮断して副交感神経終末からのアセチルコリンの放出を抑制し、止瀉作用を示す。

9 ★★★ モサプリドは、消化管のドパミン$D_2$受容体遮断により、アセチルコリンの遊離を増大させ、消化管運動を促進する。

10 ★★★ モサプリドは、副交感神経のセロトニン5-$HT_4$受容体を刺激することでアセチルコリンの遊離を増大させ、胃排出を促進する。

11 ★ アコチアミドは、プロスタノイドFP受容体を刺激して胃酸分泌を抑制する。

12 ★ 六君子湯は、グレリンの分泌を介して食欲不振などの胃腸症状を改善する。

13 ★★ ポリカルボフィルカルシウムは、腸内水分保持作用及び内容物輸送調節作用を示すため、過敏性腸症候群の治療に用いられる。

14 ★★ ポリカルボフィルカルシウムは、小腸上部で吸収され、大腸内水分保持作用を示す。

15 ★ トリメブチンは、腸管のドパミン$D_2$受容体を遮断し、低下した腸管運動を促進する。

16 ★★★ ラモセトロンは、消化管内在神経叢のセロトニン5-$HT_3$受容体を刺激し、便秘を改善する。

17 ★★★ ラモセトロンは、セロトニン5-$HT_3$受容体の刺激により、下痢型過敏性腸症候群の症状を改善する。

18 ★★★ ラモセトロンは、セロトニン5-$HT_3$受容体を遮断して腸管運動を抑制する。

| | | |
|---|---|---|
| 7 | ○ | メトクロプラミドは、CTZのD$_2$受容体を遮断することで**嘔吐中枢**の興奮を抑制し、制吐作用を示す。 |
| 8 | × | ドンペリドンは、**副交感神経**終末のD$_2$受容体を遮断し、ドパミンによる**アセチルコリン**の遊離抑制を解除することで胃運動を**促進**する。 |
| 9 | × | モサプリドは、**5-HT$_4$受容体**を刺激し、アセチルコリンの遊離を増大させ、消化管運動を亢進させる。 |
| 10 | ○ | モサプリドは、副交感神経の**5-HT$_4$**受容体を刺激することでアセチルコリンの遊離を増大させ、胃排出を促進する。 |
| 11 | × | アコチアミドは、**アセチルコリンエステラーゼ**を阻害し、**アセチルコリン**の分解を抑制することで、消化管運動を促進させる。機能性ディスペプシアに、**空腹時**投与で用いられる。 |
| 12 | ○ | 六君子湯は、**グレリン**の分泌を介して食欲不振などの胃腸症状を改善する。 |
| 13 | ○ | ポリカルボフィルカルシウムは、腸内**水分保持**作用及び内容物**輸送調節**作用を示すため、過敏性腸症候群の治療に用いられる。 |
| 14 | × | ポリカルボフィルカルシウムは、消化管での吸収を**受けず**、大腸内**水分保持**作用を示す。 |
| 15 | × | トリメブチンは、腸管の**$\mu$**受容体を刺激して、蠕動運動を抑制し、下痢を改善する。また、弛緩した腸管平滑筋に対してはK$^+$チャネル遮断作用を発現し、脱分極を起こすことで消化管運動を促進させる。 |
| 16 | × | ラモセトロンは、消化管内在神経叢の5-HT$_3$受容体を**遮断**し、**下痢型**過敏性腸症候群の症状を改善する。 |
| 17 | × | ラモセトロンは、消化管内在神経叢の5-HT$_3$受容体を**遮断**し、**下痢型**過敏性腸症候群の症状を改善する。 |
| 18 | ○ | ラモセトロンは、5-HT$_3$受容体を遮断して腸管運動を**抑制**する。 |

第7章　消化器系に作用する薬

# 7-3 炎症性腸疾患治療薬

3択

1 ★★★ ☑☑☑ 腸内細菌によって代謝を受け、5-アミノサリチル酸となる薬物はどれか。
a メサラジン
b アダリムマブ
c サラゾスルファピリジン

2 ★★★ ☑☑☑ TNF-αに特異的に結合することで、TNF-αとその受容体の結合を阻害するのはどれか。
a トシリズマブ
b アバタセプト
c インフリキシマブ

正誤

3 ★★★ ☑☑☑ サラゾスルファピリジンは、T細胞及びマクロファージでのサイトカイン産生を抑制する。

4 ★★★ ☑☑☑ サラゾスルファピリジンは、潰瘍性大腸炎以外に消化性潰瘍の治療に用いられる。

5 ★★★ ☑☑☑ インフリキシマブは、腫瘍壊死因子α（TNF-α）の中和抗体で、中等度から重度のクローン病の治療に用いられる。

6 ★★★ ☑☑☑ アダリムマブは、TNF-αに結合して、TNF-αとその受容体の結合を阻害する。

7 ★★★ ☑☑☑ トファシチニブは、ヤヌスキナーゼ（JAK）を阻害して、サイトカイン受容体を介した細胞内情報伝達を抑制する。

8 ★★★ ☑☑☑ ベドリズマブは、炎症の原因となるT細胞が、炎症部位への接着に必要な$\alpha_4\beta_7$インテグリンの働きを選択的に阻害する。

## 解答　炎症性腸疾患治療薬

**1**　c　サラゾスルファピリジンは大腸の腸内細菌によりアゾ基を還元されて、スルファピリジンと5-アミノサリチル酸に変換される。メサラジンは5-アミノサリチル酸の徐放製剤であり、腸内細菌による代謝を受けずに薬効を示す。

**2**　c　インフリキシマブは抗TNF-αモノクローナル抗体であり、TNF-αに特異的に結合することで、TNF-αとその受容体の結合を阻害する。

**3**　○　サラゾスルファピリジンは、T細胞及びマクロファージでのサイトカイン産生を抑制する。

**4**　×　サラゾスルファピリジンは、潰瘍性大腸炎以外に関節リウマチの治療に用いられる。

**5**　○　インフリキシマブは、キメラ型のTNF-αへの中和抗体で、中等度から重度のクローン病の治療に用いられる。インフリキシマブに対する抗体が産生されるのを防ぐために、メトトレキサートと併用される。

**6**　○　アダリムマブは、ヒト型のTNF-αへの中和抗体である。ヒト型製剤であるため、抗体産生抑制のためのメトトレキサートとの併用は、必要ない。

**7**　○　トファシチニブは、JAKを阻害して、TNF-αやIL-6などによる細胞内情報伝達を抑制する。潰瘍性大腸炎に用いられる。

**8**　○　ベドリズマブは、炎症の原因となるT細胞が、炎症部位への接着に必要な$\alpha_4\beta_7$インテグリンの働きを選択的に阻害する。潰瘍性大腸炎及びクローン病に用いられる。

# 7-4 下剤（瀉下薬）、止瀉薬、制吐薬

3択

1 

小腸刺激性下剤はどれか。

a　センナ
b　ヒマシ油
c　ビサコジル

2

センノシドの活性本体はどれか。

a　レインアンスロン
b　グリチルリチン酸
c　ギンセノシド

3

$Cl^-$チャネル2（ClC-2）を活性化する慢性便秘症治療薬はどれか。

a　カルメロース
b　ラクツロース
c　ルビプロストン

4

ロペラミドの止瀉作用に関わる作用点はどれか。

a　オピオイドμ受容体
b　ヒスタミン$H_2$受容体
c　アセチルコリン$M_1$受容体

5

グラニセトロンの制吐作用の機序はどれか。

a　嘔吐中枢のヒスタミン$H_1$受容体遮断
b　CTZのセロトニン5-$HT_3$受容体遮断
c　胃の求心性迷走神経終末のセロトニン5-$HT_4$受容体遮断

6

アプレピタントの制吐作用に関わる作用点はどれか。

a　セロトニン5-$HT_3$受容体
b　ドパミン$D_2$受容体
c　タキキニン$NK_1$受容体

正誤

7 

センナは、大腸のアウエルバッハ神経叢に作用し、腸運動を抑制する。

# 解答　下剤（瀉下薬）、止瀉薬、制吐薬

**1**　**b**　小腸刺激性下剤はヒマシ油である。センナやビサコジルは大腸刺激性下剤に分類される。

**2**　**a**　センノシドの活性本体はレインアンスロンである。腸内細菌の作用によりレインアンスロンとなり、大腸を刺激して蠕動運動を促進する。効果発現には8～12時間程度かかるため、就寝前に服用することが多い。グリチルリチン酸はカンゾウの薬効成分、ギンセノシドはニンジンの薬効成分である。

**3**　**c**　ルビプロストンは、$Cl^-$チャネルの活性化を介して、消化管管腔内への$Cl^-$の流入と、それに続く電気的均衡を保つための$Na^+$の流入を引き起こす。$Na^+$による浸透圧が便に水分を含ませるため、下剤として作用する。

**4**　**a**　ロペラミドは、腸管の$\mu$受容体を刺激して副交感神経終末からのアセチルコリンの遊離を抑制し、消化管運動の抑制による止瀉作用を示す。

**5**　**b**　グラニセトロンは、CTZの$5\text{-}HT_3$受容体を遮断することで嘔吐中枢の興奮を抑制し、制吐作用を示す。

**6**　**c**　アプレピタントは、嘔吐中枢の$NK_1$受容体を遮断し、抗悪性腫瘍薬投与に伴う遅発性嘔吐を抑制する。

**7**　**×**　センナは、大腸刺激性下剤である。大腸のアウエルバッハ神経叢に作用し、腸運動を促進させる。

**8** ★★★ □□□
センノシドは、管腔内で水分を吸収して膨張し、腸壁を刺激することで、蠕動運動を促進する。

**9** ★★☆ □□□
ピコスルファートは、腸内で水を吸収して内容物の容積を増大させ、蠕動運動を亢進させる。

**10** ★★☆ □□□
ピコスルファートは、腸内細菌の作用でレインアンスロンを生成し、アウエルバッハ神経叢を刺激することで、大腸運動を促進する。

**11** ★★★ □□□
カルメロースは、腸管内で水分を吸収して膨張し、腸管運動を促進する。

**12** ★★★ □□□
ルビプロストンは、小腸上皮に存在する$Cl^-$チャネル2（ClC-2）を活性化することで、腸管管腔内への水分分泌を促進する。

**13** ★★☆ □□□
リナクロチドは、グアニル酸シクラーゼC受容体を活性化し、サイクリックGMP（cGMP）濃度を増加させることで、腸管分泌及び腸管運動を促進する。

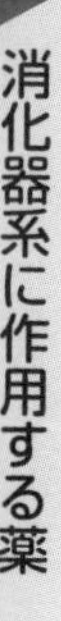


**14** ★★☆ □□□
エロビキシバットは、末梢におけるオピオイドμ受容体遮断作用を示す。

**15** ★★★ □□□
ナルデメジンは、オピオイド誘発性便秘症の改善に用いられる。

**16** ★★★ □□□
ロペラミドは、腸管のオピオイドμ受容体を刺激して運動を抑制し、止瀉作用を示す。

**17** ★☆☆ □□□
次硝酸ビスマスは、腸粘膜表面のタンパク質に結合することで被膜を形成し、腸粘膜を保護する。

**18** ★★★ □□□
メペンゾラートは、抗コリン作用により下部消化管の運動と分泌を抑制し、止瀉作用を示す。

| | | |
|---|---|---|
| 8 | × | **カルメロース**の記述である。**センノシド**は、**大腸**刺激性下剤である。 |
| 9 | × | **カルメロース**の記述である。**ピコスルファート**は、**大腸**刺激性下剤である。 |
| 10 | × | レインアンスロンを生成して、大腸を刺激するのは**センノシド**である。 |
| 11 | ○ | カルメロースは、腸管内で水分を吸収して**膨張**し、腸壁を刺激することで腸管運動を**促進**する。 |
| 12 | ○ | ルビプロストンは、**$Cl^-$**チャネルの活性化を介して、消化管管腔内への**$Cl^-$**の流入と、それに続く電気的均衡を保つための**$Na^+$**の流入を引き起こす。**$Na^+$**による浸透圧が腸管管腔内への**水分分泌**を招くため、下剤として作用する。 |
| 13 | ○ | リナクロチドは、**グアニル酸シクラーゼC**受容体を活性化し、**cGMP**濃度を増加させることで、連鎖的に$Cl^-$チャネルを活性化する。消化管管腔内への$Cl^-$の流入と、それに続く電気的均衡を保つための$Na^+$の流入が起こり、$Na^+$による浸透圧が腸管管腔内への水分分泌を招くため、下剤として作用する。 |
| 14 | × | **ナルデメジン**の記述である。エロビキシバットは、**胆汁酸**トランスポーターを阻害し、**胆汁酸**の消化管からの再吸収を阻害することで、排便を促す。 |
| 15 | ○ | ナルデメジンは、**末梢**、**消化管**における$\mu$受容体**遮断**作用を示し、オピオイド誘発性便秘症を改善する。 |
| 16 | ○ | ロペラミドは、腸管の$\mu$受容体を刺激して副交感神経終末からの**アセチルコリン**の遊離を抑制し、消化管運動の**抑制**による止瀉作用を示す。 |
| 17 | ○ | 次硝酸ビスマスは、腸粘膜表面のタンパク質に結合することで被膜を形成し、腸粘膜を**保護**する。腸を刺激から守ることで腸蠕動を抑制し、**下痢**を改善する。 |
| 18 | ○ | メペンゾラートは、**$M_3$受容体**遮断により下部消化管の運動と分泌を抑制し、止瀉作用を示す。 |

19 ★★★ ☑☑☑ タンニン酸アルブミンは、大腸のアウエルバッハ神経叢を刺激し、大腸の蠕動運動を促進する。

20 ★★★ ☑☑☑ グラニセトロンは、求心性迷走神経終末のセロトニン5-$HT_1$受容体を遮断する。

21 ★★★ ☑☑☑ グラニセトロンは、放射線照射により生じる嘔吐にも有効である。

22 ★★★ ☑☑☑ グラニセトロンとアプレピタントは併用できない。

23 ★★★ ☑☑☑ グラニセトロンは、ドパミン$D_2$受容体を遮断し、消化管運動を調整する。

24 ★★★ ☑☑☑ 急性悪心・嘔吐にはグラニセトロンが有効である。

25 ★★★ ☑☑☑ アザセトロンは、化学受容器引き金帯(CTZ)と求心性迷走神経終末のセロトニン5-$HT_3$受容体を遮断し、急性の悪心・嘔吐を抑制する。

26 ★★★ ☑☑☑ アプレピタントは、嘔吐中枢及び迷走神経終末のタキキニンNK$_1$受容体を遮断することで制吐作用を示す。

27 ★★★ ☑☑☑ 遅発性悪心・嘔吐にはアプレピタントが有効である。

28 ★★★ ☑☑☑ アプレピタントと同様の制吐作用機序を持つ薬物として、ジメンヒドリナートがある。

29 ★★★ ☑☑☑ トコンは、胃粘膜の知覚神経を抑制し、反射性の嘔吐や嘔気を改善する。

| | | |
|---|---|---|
| 19 | × | センノシドの記述である。タンニン酸アルブミンは、タンニン酸が徐々に遊離し、腸粘膜表面のタンパク質に結合することで被膜を形成し、腸粘膜を保護する。腸を刺激から守ることで腸蠕動を抑制し、下痢を改善する。 |
| 20 | × | グラニセトロンは、求心性迷走神経終末の5-HT$_3$受容体を遮断し、セロトニンに起因する悪心・嘔吐を改善する。 |
| 21 | ○ | グラニセトロンは、抗悪性腫瘍薬投与や放射線照射により生じる嘔吐に有効である。 |
| 22 | × | グラニセトロンとアプレピタントは併用で、より効果的に悪心・嘔吐を抑制する。 |
| 23 | × | ドンペリドンやメトクロプラミドの記述である。グラニセトロンは、CTZと求心性迷走神経終末の5-HT$_3$受容体を遮断し、悪心・嘔吐の改善に用いられる。 |
| 24 | ○ | 急性悪心・嘔吐にはグラニセトロンが有効である。 |
| 25 | ○ | アザセトロンは、CTZと求心性迷走神経終末の5-HT$_3$受容体を遮断し、急性の悪心・嘔吐を抑制する。 |
| 26 | ○ | アプレピタントは、嘔吐中枢及び迷走神経終末のNK$_1$受容体を遮断することで制吐作用を示す。 |
| 27 | ○ | 遅発性悪心・嘔吐にはアプレピタントが有効である。また、パロノセトロンも遅発性嘔吐に有効である。 |
| 28 | × | ともに嘔吐中枢に作用するが、アプレピタントはNK$_1$受容体の遮断、ジメンヒドリナートはH$_1$受容体の遮断により、制吐作用を示す。 |
| 29 | × | オキセサゼインの記述である。オキセサゼインは、酸性条件下でも作用できる局所麻酔薬であり、胃粘膜においては知覚神経を抑制し、末梢性の嘔吐や嘔気を改善する。トコンは、胃粘膜の刺激により、反射性の嘔吐を引き起こす催吐薬である。 |

# 7-5 利胆薬、肝・膵疾患治療薬

3択

1 

利胆作用を示すのはどれか。

a ウルソデオキシコール酸
b アトロピン
c カモスタット

2

カテコール-O-メチルトランスフェラーゼ（COMT）を阻害し、オッディ括約筋を弛緩させる排胆薬はどれか。

a パパベリン
b グリチルリチン
c フロプロピオン

3

慢性肝疾患において糖質コルチコイド作用により肝機能異常の改善に使用されるのはどれか。

a グリチルリチン酸
b ケノデオキシコール酸
c 小柴胡湯

4

腸内で有機酸を遊離し、アンモニア産生菌の生育を抑制するのはどれか。

a カルメロース
b ラクツロース
c ウリナスタチン

5

急性膵炎の治療に用いられるタンパク質分解酵素阻害薬はどれか。

a ニザチジン
b プロパンテリン
c ナファモスタット

6

ガベキサートの急性膵炎治療効果に関わる機序はどれか。

a タンパク質分解酵素阻害
b $H^+$,$K^+$-ATPase阻害
c ムスカリン性アセチルコリン受容体遮断

正誤

7 

デヒドロコール酸は、その抱合体が胆汁の浸透圧を上昇させることで、胆汁中の水分を増加させる。

## 解答　利胆薬、肝・膵疾患治療薬

**1**　**a**　ウルソデオキシコール酸は、肝臓からの胆汁分泌を促進し、胆汁うっ滞を改善する。

**2**　**c**　フロプロピオンはCOMTを阻害して、ノルアドレナリンの代謝を抑制し、胆管平滑筋、オッディ括約筋を弛緩させて排胆作用を示す。

**3**　**a**　グリチルリチン酸は、糖質コルチコイド作用により抗炎症作用を示すほか、免疫調整作用、肝細胞保護作用を示す。

**4**　**b**　ラクツロースは、腸内で乳酸菌により分解されて有機酸を遊離し、腸内のpHを低下させることでアンモニア産生菌の生育を抑制する。肝硬変における高アンモニア血症などに用いられる。

**5**　**c**　ナファモスタット、カモスタット、ウリナスタチンなどは、膵液中のタンパク質分解酵素を阻害するため、急性膵炎に用いられる。

**6**　**a**　ガベキサートは、膵液中のタンパク質分解酵素を阻害するため、急性膵炎に用いられる。

**7**　**○**　デヒドロコール酸は、その抱合体が胆汁の浸透圧を上昇させることで、胆汁中の水分を増加させる。胆汁分泌促進作用を示す。

8 ウルソデオキシコール酸は、胆汁酸を胆汁中に増加させ、外殻石灰化を認めないコレステロール胆石を溶解する。

9 フロプロピオンは、カテコール-O-メチルトランスフェラーゼ(COMT)を阻害することでオッディ括約筋を弛緩させ、胆石症に用いられる。

10 フロプロピオンは、ムスカリン性アセチルコリン受容体を遮断することで、オッディ括約筋を弛緩させて、膵液分泌を促進する。

11 ラミブジンは、ウイルスの逆転写酵素を阻害するため、C型肝炎の治療に用いられる。

12 ラミブジンは、DNAトポイソメラーゼを阻害し、C型肝炎ウイルスの増殖を抑制する。

13 エンテカビルは、DNAポリメラーゼを阻害し、B型肝炎ウイルスの増殖を抑制する。

14 エンテカビルは、ウイルスの増殖に必要なNS3/4Aプロテアーゼを阻害して、B型肝炎ウイルスの増殖を抑制する。

15 インターフェロン製剤は、種々の抗ウイルスタンパク質の合成を誘導する。

16 インターフェロン製剤は間質性肺炎や自殺企図などの副作用が問題となっている。

17 リバビリンは、RNA依存性RNAポリメラーゼを阻害し、インターフェロン製剤と併用される。

18 ソホスブビルは、C型肝炎ウイルス(HCV)のNS3/4Aセリンプロテアーゼを阻害することで、HCVの複製を抑制する。

19 グレカプレビルはNS5Bポリメラーゼを阻害し、C型肝炎ウイルスの複製過程を阻害する。

| | | |
|---|---|---|
| 8 | ○ | ウルソデオキシコール酸は、胆汁酸を胆汁中に増加させ、外殻石灰化を認めないコレステロール胆石を溶解する。 |
| 9 | ○ | フロプロピオンはCOMTを阻害して、ノルアドレナリンの代謝を抑制し、胆管平滑筋、オッディ括約筋を弛緩させて排胆作用を示し、胆石症に用いられる。 |
| 10 | × | フロプロピオンはCOMTを阻害して、ノルアドレナリンの代謝を抑制し、胆管平滑筋、オッディ括約筋を弛緩させて排胆作用を示し、胆石症に用いられる。 |
| 11 | × | ラミブジンは、ウイルスの逆転写酵素を阻害するため、B型肝炎の治療に用いられる。 |
| 12 | × | ラミブジンは、ウイルスの逆転写酵素を阻害するため、B型肝炎の治療に用いられる。 |
| 13 | ○ | エンテカビルは、DNAポリメラーゼを阻害し、B型肝炎ウイルスの増殖を抑制する。 |
| 14 | × | エンテカビルは、DNAポリメラーゼを阻害し、B型肝炎ウイルスの増殖を抑制する。 |
| 15 | ○ | インターフェロン製剤は、種々の抗ウイルスタンパク質の合成を誘導する。NK細胞やマクロファージなどを活性化し、免疫を増強する。 |
| 16 | ○ | インターフェロン製剤は間質性肺炎や自殺企図などの副作用が問題となっている。間質性肺炎の発症率が増加するため、小柴胡湯とは併用禁忌である。 |
| 17 | ○ | リバビリンは、RNA依存性RNAポリメラーゼ（NS5Bポリメラーゼ）を阻害し、C型肝炎に対してインターフェロン製剤と併用される。 |
| 18 | × | ソホスブビルは、HCVのNS5Bポリメラーゼを阻害することで、HCVの複製を抑制する。 |
| 19 | × | ソホスブビルなどの記述である。グレカプレビルは、NS3/4Aプロテアーゼを阻害し、C型肝炎ウイルスに抗ウイルス作用を示す。 |

20 ★★★ ☑☑☑ アスナプレビルは、C型肝炎ウイルスのNS5A複製複合体を阻害して、抗ウイルス活性を示す。

21 ★★ ☑☑☑ カンゾウに含まれるグリチルリチン酸は、血清カリウム値を上昇させる。

22 ★★ ☑☑☑ 慢性肝炎や気管支炎に用いられる小柴胡湯は、間質性肺炎や偽アルドステロン症を起こすことがあり、インターフェロン製剤との併用は禁忌である。

23 ★★ ☑☑☑ ラクツロースは、界面活性作用により腸内容物の表面張力を低下させ、水分を浸潤させることで、硬便を軟化させる。

24 ★★ ☑☑☑ ラクツロースは、消化管内のpHを上昇させる。

25 ★★★ ☑☑☑ ラクツロースは、腸内で乳酸菌により分解されて有機酸を遊離し、アンモニア産生菌の生育を抑制する。

26 ★★ ☑☑☑ カナマイシンは、消化管内のアンモニア産生菌の殺菌のため、経口投与で用いられている。

27 ★★ ☑☑☑ リファキシミンは、アンモニア産生菌のDNA依存性RNAポリメラーゼを阻害し、肝性脳症に用いられる。

28 ★★ ☑☑☑ ナファモスタットは、外分泌腺から分泌された消化酵素を阻害して、膵臓の自己消化を抑制する。

29 ★★ ☑☑☑ カモスタットは、脂質分解酵素を阻害し、急性膵炎及び慢性膵炎の急性増悪時に用いられる。

30 ★★ ☑☑☑ 慢性肝疾患や血液透析に伴う掻痒感に、オピオイド$\kappa$受容体遮断作用を持つナルフラフィンが用いられる。

31 ★ ☑☑☑ アトロピンは、オッディ括約筋の攣縮を抑制する目的で、急性膵炎の疼痛の治療時にモルヒネと併用される。

**20** ×　レジパスビルなどの記述であり、レジパスビルはソホスブビルとの合剤として用いられる。アスナプレビルは、NS3/4Aプロテアーゼを阻害し、C型肝炎ウイルスに抗ウイルス作用を示す。

**21** ×　カンゾウに含まれるグリチルリチン酸は、偽アルドステロン症により、血清カリウム値を低下させることがある。

**22** ○　慢性肝炎や気管支炎に用いられる小柴胡湯は、間質性肺炎や偽アルドステロン症を起こすことがあり、インターフェロン製剤との併用は禁忌である。

**23** ×　ジオクチルソジウムスルホサクシネートの記述である。ラクツロースは、ラクツロース自身が消化管からほとんど吸収されず、腸管内の浸透圧を高めることで、便に水分を浸潤させる。

**24** ×　ラクツロースは酸を発生させるため、消化管内のpHを低下させる。

**25** ○　ラクツロースは、腸内で乳酸菌により分解されて有機酸を遊離し、アンモニア産生菌の生育を抑制する。

**26** ○　カナマイシンは、消化管吸収をほぼ受けないことから、消化管管腔内のアンモニア産生菌の殺菌に経口投与で用いられる。

**27** ○　リファキシミンは、アンモニア産生菌のDNA依存性RNAポリメラーゼを阻害し、肝性脳症に用いられる。

**28** ○　ナファモスタットは、外分泌腺から分泌された消化酵素（タンパク質分解酵素）を阻害して、膵臓の自己消化を抑制する。

**29** ×　カモスタットは、タンパク質分解酵素を阻害し、急性膵炎及び慢性膵炎の急性増悪時に用いられる。

**30** ×　抗ヒスタミン薬で改善できない慢性肝疾患や血液透析に伴う掻痒感に、κ受容体刺激作用を持つナルフラフィンが用いられる。

**31** ○　急性膵炎の疼痛にモルヒネを用いる場合、モルヒネによるオッディ括約筋収縮作用が、膵液の逆流と膵炎の悪化を招くことがある。そのため、こうした場合には、オッディ括約筋を弛緩させる目的で、抗コリン薬であるアトロピンと併用する。

覚えてる？ **暗記で差がつく医薬品！**

・ボノプラザン（プロトンポンプ阻害薬）
・アコチアミド（コリンエステラーゼ阻害薬）
・ベドリズマブ（抗$\alpha_4\beta_7$インテグリン抗体）
・ルビプロストン（$Cl^-$チャネル活性化薬）
・リナクロチド（グアニル酸シクラーゼC受容体活性化薬）
・エロビキシバット（胆汁酸トランスポーター 阻害薬）
・ナルデメジン（$\mu$受容体遮断薬）
・ナルフラフィン（$\kappa$受容体刺激薬）

# 第8章

# 内分泌系に作用する薬

# 8-1 視床下部・脳下垂体ホルモン関連薬

3択

**1** リュープロレリンの臨床における使用目的に沿った薬理作用はどれか。

a タンパク質同化作用

b Gn-RH（性腺刺激ホルモン放出ホルモン）受容体脱感作

c プロラクチン分泌抑制

**2** デガレリクスの抗前立腺がん作用の機序はどれか。

a 5α-還元酵素阻害

b アンドロゲン受容体遮断

c Gn-RH受容体遮断

**3** 妊娠末期の子宮平滑筋を収縮させる脳下垂体後葉ホルモン薬はどれか。

a オキシトシン

b エルゴメトリン

c エストラジオール

**4**  デスモプレシンの抗利尿作用の機序はどれか。

a バソプレシン$V_1$受容体刺激

b バソプレシン$V_2$受容体刺激

c バソプレシン分泌抑制

正誤

**5** プロチレリンは、下垂体プロラクチン分泌細胞のドパミン$D_2$受容体を刺激し、血中プロラクチン値を低下させる。

**6** プロチレリンは、下垂体前葉に作用することで、甲状腺刺激ホルモン（TSH）の分泌を促進する。

**7** リュープロレリンは、下垂体の黄体形成ホルモン放出ホルモン（LH-RH）受容体持続刺激による受容体の脱感作を行う。

**8**  リュープロレリンは、黄体化ホルモン放出ホルモン（LH-RH）受容体の脱感作により、精巣のテストステロン合成・分泌を抑制する。

# 解答 視床下部・脳下垂体ホルモン関連薬

| | | |
|---|---|---|
| 1 | b | リュープロレリンは、反復投与によりGn-RH (LH-RH) 受容体を脱感作させ、ゴナドトロピン分泌を抑制する結果、エストロゲンやアンドロゲンの分泌を抑制する。投与初期には一過性の下垂体-性腺系刺激作用(フレアアップ現象)が現れる。 |
| 2 | c | デガレリクスは、Gn-RH受容体を遮断し、精巣からのアンドロゲンの分泌を抑制することで、抗前立腺がん作用を示す。 |
| 3 | a | オキシトシンは、脳下垂体後葉から分泌され、妊娠末期の子宮平滑筋を収縮させることで分娩を促す。エルゴメトリンは分娩後子宮を収縮させ、止血を目的に用いられる。エストラジオールは子宮平滑筋におけるオキシトシンの感受性を増大させる。 |
| 4 | b | デスモプレシンは、$V_2$受容体への刺激により、抗利尿作用を示す。血管収縮に関わる、$V_1$受容体への刺激作用は弱い。 |
| 5 | × | テルグリドの記述である。プロチレリンは、下垂体前葉からのプロラクチン分泌を促進する。 |
| 6 | ○ | プロチレリンは、TSHやプロラクチンの分泌を促進する。 |
| 7 | ○ | リュープロレリンは、下垂体のLH-RH受容体を持続的に刺激し、受容体の脱感作を行う。脱感作状態の受容体は、刺激を受けても反応しない。 |
| 8 | ○ | リュープロレリンは、反復投与によりLH-RH受容体を脱感作させ、ゴナドトロピン (FSH及びLH) 分泌を抑制する結果、精巣のアンドロゲン(テストステロン)合成・分泌を抑制する。 |

9 ★★★ ☑☑☑ リュープロレリンは、性ホルモンの分泌を抑制するため、卵巣がんに用いられる。

10 ★★★ ☑☑☑ ゴセレリンは、持続的投与によりゴナドトロピン放出ホルモン(Gn-RH)受容体の脱感作を引き起こし、卵胞刺激ホルモン(FSH)や黄体形成ホルモン(LH)の分泌を抑制する。

11 ★★★ ☑☑☑ ゴセレリンは、乳がん細胞のエストロゲン受容体を遮断することでがん細胞の増殖を抑制する。

12 ★★★ ☑☑☑ ゴナドレリンは、副腎皮質を刺激し、糖質コルチコイドの産生を促進する。

13 ★★★ ☑☑☑ メカセルミンは、下垂体のソマトスタチン(GH-RIH)受容体を刺激し、GHや甲状腺刺激ホルモン(TSH)の産生・分泌を抑制する。

14 ★★★ ☑☑☑ デガレリクスは、視床下部のエストロゲン受容体を遮断して、排卵を誘発する。

15 ★★★ ☑☑☑ ソマトロピンは、インスリン様成長因子-1(IGF-1)の産生を誘導し、軟骨内骨形成を促進する。

16 ★★★ ☑☑☑ ペグビソマントは、GH受容体を選択的に遮断し、インスリン様成長因子-1(IGF-1)の産生を抑制する。

17 ★★★ ☑☑☑ オクトレオチドは、下垂体のドパミン$D_2$受容体を刺激し、GHやプロラクチンの産生・分泌を抑制する。

18 ★★★ ☑☑☑ テルグリドは、ドパミン$D_2$受容体を遮断し、プロラクチン遊離を抑制する。

19 ★★★ ☑☑☑ テルグリドは、下垂体からの甲状腺刺激ホルモン及びプロラクチンの分泌を促進する。

20 ★★★ ☑☑☑ オキシトシンは、子宮平滑筋を収縮させ、分娩を誘発する。

21 ★★★ ☑☑☑ オキシトシンは、子宮平滑筋の収縮を増強するが、収縮頻度には影響しない。

| | | |
|---|---|---|
| 9 | × | リュープロレリンは、エストロゲンの分泌を抑制するため、閉経前乳がんや子宮内膜症に用いられる。卵巣がんへの適応はない。 |
| 10 | ○ | ゴセレリンは、持続的投与によりGn-RH（LH-RH）受容体の脱感作を引き起こし、FSHやLHの分泌を抑制する。FSHやLHの分泌が抑制されると、エストロゲンやアンドロゲンも分泌されない。 |
| 11 | × | タモキシフェンの記述である。ゴセレリンは、下垂体のLH-RH受容体を持続的に刺激し、受容体の脱感作を行う。続く、エストロゲンの分泌が抑制されるため、閉経前乳がんに用いられる。 |
| 12 | × | 副腎皮質刺激ホルモン（ACTH）の記述である。ゴナドレリンは、LH-RH受容体を刺激し、ゴナドトロピン（FSH及びLH）の分泌を促進する。 |
| 13 | × | オクトレオチドの記述である。メカセルミンは、IGF-1製剤であり、ソマトメジンC受容体を刺激することで骨や筋肉の成長を促す。 |
| 14 | × | クロミフェンの記述である。デガレリクスは、LH-RH受容体を遮断することで黄体形成ホルモンと卵胞刺激ホルモンの分泌を抑制する。 |
| 15 | ○ | ソマトロピンは成長ホルモン製剤であり、IGF-1の産生を誘導し、軟骨内骨形成を促進する。下垂体性小人症の治療に用いられる。 |
| 16 | ○ | ペグビソマントは、GH受容体を選択的に遮断し、IGF-1の産生を抑制する。先端巨大症の治療に用いられる。 |
| 17 | × | オクトレオチドは、下垂体のGH-RIH受容体を刺激し、GHの産生・分泌を抑制する。 |
| 18 | × | テルグリドは、$D_2$受容体を刺激し、プロラクチンやGHの遊離を抑制する。 |
| 19 | × | テルグリドは、$D_2$受容体を刺激し、プロラクチンやGHの遊離を抑制する。 |
| 20 | ○ | オキシトシンは、子宮平滑筋を収縮させ、分娩を誘発する。 |
| 21 | × | オキシトシンは、子宮平滑筋の収縮の増強、律動的な収縮頻度の増加などを起こす。 |

22 ★★★ デスモプレシンは、バソプレシン$V_2$受容体を遮断することで、腎集合管における水の再吸収を阻害する。

23 ★★★ トルバプタンは、バソプレシン$V_2$受容体を刺激し、低ナトリウム血症を起こすことがある。

## 8-2 甲状腺・副甲状腺ホルモン関連薬

3択

1 ★★★ 甲状腺ホルモン($T_4$)製剤はどれか。
- a リオチロニン
- b レボチロキシン
- c プロピルチオウラシル

2 ★★★ チアマゾールの作用機序はどれか。
- a 甲状腺ホルモン受容体遮断
- b 甲状腺ペルオキシダーゼ阻害
- c 甲状腺刺激ホルモン(TSH)受容体遮断

3 ★★★ 骨粗鬆症治療薬テリパラチドの作用点はどれか。
- a カルシトニン受容体
- b ヒドロキシアパタイト
- c 副甲状腺ホルモン受容体

4 ★★★ 副甲状腺細胞のカルシウム受容体(カルシウム感知受容体)を刺激して、パラトルモンの分泌を抑制するのはどれか。
- a フルタミド
- b シナカルセト
- c フィナステリド

正誤

5 ★★★ リオチロニンは、甲状腺のペルオキシダーゼを阻害することで、甲状腺ホルモンの合成を抑制する。

6 ★★★ チアマゾールは、ペルオキシダーゼを阻害し、甲状腺ホルモンの産生を抑制する。

7 ★★★ プロピルチオウラシルは、甲状腺ホルモン受容体を遮断し、甲状腺機能抑制作用を示す。

22 × デスモプレシンは、$V_2$受容体を刺激することで、腎集合管における水の再吸収を促進する。

23 × トルバプタンは、$V_2$受容体を遮断する利尿薬である。水の再吸収のみを阻害し、$Na^+$の排泄促進を伴わない利尿作用を示す。高ナトリウム血症を起こすことがあり、投与開始は必ず入院中に行う。

## 解答　甲状腺・副甲状腺ホルモン関連薬

1 b $T_4$製剤に該当するのはレボチロキシンである。リオチロニンは$T_3$製剤に該当する。

2 b チアマゾールやプロピルチオウラシルは、甲状腺ペルオキシダーゼを阻害することで、$T_3$、$T_4$の産生を阻害する。

3 c テリパラチドは、副甲状腺ホルモン受容体を刺激し、間欠的な投与を行うことで、骨芽細胞の活性化を介した骨形成促進作用を発現する。

4 b シナカルセトは、副甲状腺細胞のカルシウム受容体（カルシウム感知受容体）を刺激して、パラトルモンの分泌を抑制する。

5 × チアマゾールやプロピルチオウラシルの記述である。リオチロニンは$T_3$製剤であり、甲状腺ホルモンとして作用する。

6 ○ チアマゾールやプロピルチオウラシルは、甲状腺ペルオキシダーゼを阻害することで、$T_3$、$T_4$の産生を阻害する。

7 × チアマゾールやプロピルチオウラシルは、甲状腺ペルオキシダーゼを阻害することで、$T_3$、$T_4$の産生を阻害する。

8  エルカトニンは、副甲状腺ホルモン受容体を刺激することで、骨吸収を促進する。

9 シナカルセトは、カルシトニン受容体を刺激し、副甲状腺(上皮小体)ホルモンの分泌を促進する。

## 8-3 副腎皮質ホルモン関連薬

3択

1 糖質コルチコイドに関する記述のうち、正しいのはどれか。
- a 細胞性免疫を抑制するが、体液性免疫を抑制しない。
- b 標的細胞の細胞質で受容体と結合し、核内へ移行する。
- c 下垂体に作用し、副腎皮質刺激ホルモン(ACTH)の分泌を促進する。

2 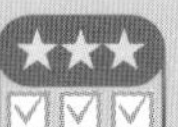 ヒドロコルチゾンの薬理作用として誤っているのはどれか。
- a 胃酸分泌の抑制
- b 脂肪組織での脂肪分解促進
- c 尿中カルシウム排泄の増加

3  プレドニゾロンの主な副作用はどれか。
- a 口内炎
- b 低血圧
- c 骨粗鬆症

4  メチラポンによるコルチゾール産生抑制の機序はどれか。
- a 11β-水酸化酵素の阻害
- b 副腎皮質刺激ホルモン(ACTH)の分泌抑制
- c 3β-ヒドロキシステロイド脱水素酵素の阻害

正誤

5 糖質コルチコイドは、タンパク質異化作用により、骨粗鬆症を引き起こす。

6  糖質コルチコイドは、腎集合管に作用し、$Na^+$及び$K^+$の排泄を促進する。

第8章 内分泌系に作用する薬

8 ×
エルカトニンは、カルシトニン受容体を刺激することで、骨吸収を抑制する。

9 ×
シナカルセトは、副甲状腺細胞のカルシウム受容体(カルシウム感知受容体)を刺激して、副甲状腺ホルモン(パラトルモン上皮小体ホルモン)の分泌を抑制する。

## 解答　副腎皮質ホルモン関連薬

1 b
糖質コルチコイドは、脂溶性ホルモンであり、標的細胞の細胞質で受容体と結合し、核内へ移行する。また、糖質コルチコイドは、細胞性・体液性免疫の両方の抑制作用を示し、負のフィードバック作用によりACTH分泌を抑制する。

2 a
ヒドロコルチゾンは、糖質コルチコイドの副腎皮質ステロイド薬である。胃酸分泌促進、脂肪組織での脂肪分解促進(脂肪沈着促進作用も持つ)、尿中カルシウムの排泄促進作用などを示す。

3 c
プレドニゾロンは、糖質コルチコイドの副腎皮質ステロイド薬である。様々な機序で骨密度を低下させ、骨粗鬆症を起こすことがある。

4 a
メチラポンは、11β-水酸化酵素の阻害により、コルチゾールの産生を抑制する。トリロスタンは、3β-ヒドロキシステロイド脱水素酵素の阻害により、コルチゾールの産生を抑制する。

5 ○
糖質コルチコイドは、タンパク質異化作用や尿中カルシウム排泄促進作用などにより、骨粗鬆症を引き起こす。

6 ×
糖質コルチコイドは鉱質コルチコイド作用、つまり、アルドステロン様の作用もあり、$Na^+$の再吸収促進及び$K^+$の排泄促進を行う。

7 ★★★ ☑☑☑ ヒドロコルチゾンは、細胞内に存在する受容体と複合体を形成し、標的遺伝子に結合することで遺伝子発現を変化させる。

8 ★★ ☑☑☑ プレドニゾロンは、メトトレキサートの副作用で生じた間質性肺炎の治療に用いられる。

9 ★★★ ☑☑☑ デキサメタゾンは、コルチゾールに比べて、糖質コルチコイド作用は強いが、鉱質コルチコイド作用は弱い。

10 ★★ ☑☑☑ デキサメタゾンは、化学療法に伴う消化器症状(悪心・嘔吐)の軽減に用いられる。

11 ★★ ☑☑☑ フルチカゾンは、トロンボキサン$A_2$受容体を遮断し、気道過敏性を抑制する。

12 ★★ ☑☑☑ フルチカゾンは、サイトカインの産生抑制作用や好酸球の浸潤抑制作用により気道の炎症を抑制する。

13 ★★ ☑☑☑ フルチカゾンは、NF-κBを活性化して、抗炎症作用を示す。

14 ★★★ ☑☑☑ フルチカゾンは、細胞質のグルココルチコイド受容体に結合し、核内に移行する。

15 ★★ ☑☑☑ フルチカゾンは血糖上昇作用を有するが、サルメテロールはその作用を減弱する。

16 ★ ☑☑☑ サルメテロールは、心機能抑制作用を有するが、フルチカゾンはその作用を減弱する。

17 ★★ ☑☑☑ ベタメタゾンは、感染を伴う皮膚炎に対して消炎・鎮痒作用を示す。

18 ★★ ☑☑☑ メチラポンは、11β-ヒドロキシラーゼ(CYP11B1)の阻害によりコルチゾール産生を抑制する。

19 ★★ ☑☑☑ トリロスタンは、3β-ヒドロキシステロイド脱水素酵素を阻害し、コルチゾールの産生を促進する。

| | | |
|---|---|---|
| 7 | ○ | ヒドロコルチゾンは、糖質コルチコイドの副腎皮質ステロイド薬である。細胞質に存在する受容体と複合体を形成し、核内に移行して標的遺伝子に結合することで遺伝子発現を変化させる。 |
| 8 | ○ | プレドニゾロンは、メトトレキサートの副作用で生じた間質性肺炎の治療に用いられる。 |
| 9 | ○ | デキサメタゾンは合成ステロイド薬であり、天然のコルチゾールに比べて、糖質コルチコイド（抗炎症、抗アレルギー）作用は強いが、鉱質コルチコイド（血圧上昇）作用は弱い。 |
| 10 | ○ | デキサメタゾンは、化学療法に伴う消化器症状（悪心・嘔吐）の軽減に用いられる。 |
| 11 | × | ラマトロバンやセラトロダストの記述である。フルチカゾンは副腎皮質ステロイド薬である。 |
| 12 | ○ | フルチカゾンは、サイトカインの産生抑制作用や好酸球の浸潤抑制作用により気道の炎症を抑制する。 |
| 13 | × | フルチカゾンなど、ステロイド薬の抗炎症作用は、転写因子NF-κBの抑制を介して現れる。 |
| 14 | ○ | フルチカゾンなど、ステロイド薬は、細胞質のグルココルチコイド受容体に結合し、核内に移行する。 |
| 15 | × | フルチカゾンもサルメテロールも、ともに血糖上昇作用を示す。 |
| 16 | × | サルメテロールは、弱い$\beta_1$受容体刺激作用を示すため心機能促進作用を有するが、心機能に関してのフルチカゾンとの相互作用は知られていない。 |
| 17 | × | ベタメタゾンなどのステロイド薬は、免疫抑制作用を示すため、感染を伴う皮膚炎に使用すると、患部の拡大を招いてしまう。 |
| 18 | ○ | メチラポンは、CYP11B1の阻害によりコルチゾール産生を抑制する。 |
| 19 | × | トリロスタンは、3β-ヒドロキシステロイド脱水素酵素を阻害し、コルチゾールの産生を抑制する。 |

# 8-4 性ホルモン関連薬

3択

**1** メテノロンのタンパク質同化作用の機序はどれか。

a アロマターゼ阻害
b エストロゲン受容体刺激
c アンドロゲン受容体刺激

**2** 前立腺がん治療に用いるアンドロゲン受容体遮断薬はどれか。

a テストステロン
b クロミフェン
c フルタミド

**3** Ⅰ型及びⅡ型の5α-還元酵素を阻害し、テストステロンから活性体であるジヒドロテストステロンへの変換を阻害するのはどれか。

a フィナステリド
b デュタステリド
c オクトレオチド

**4** エストラジオールの作用で正しいのはどれか。

a 骨吸収の促進
b 子宮内膜の増殖
c 子宮平滑筋におけるオキシトシン感受性の低下

**5** 
エストロゲン受容体を遮断するのはどれか。

a タモキシフェン
b クロルマジノン
c アナストロゾール

**6** 
排卵誘発薬であるクロミフェンの作用機序はどれか。

a アンドロゲン受容体遮断
b エストロゲン受容体遮断
c Gn-RH（性腺刺激ホルモン放出ホルモン）受容体遮断

**7** 
閉経後乳がん治療薬レトロゾールの作用機序はどれか。

a アロマターゼ阻害
b アンドロゲン受容体遮断
c エストロゲン受容体遮断

## 解答　性ホルモン関連薬

**1** c　メテノロンはタンパク質同化ステロイド薬であり、アンドロゲン受容体を刺激し、血球、筋、骨、皮膚の産生補助などに用いられる。

**2** c　フルタミドは、アンドロゲン受容体を遮断するため、前立腺がんの治療に用いられる。

**3** b　デュタステリドは、Ⅰ型及びⅡ型の5α-還元酵素を阻害し、テストステロンから活性体であるジヒドロテストステロンへの変換を強力に阻害する。フィナステリドは、Ⅱ型の5α-還元酵素のみに阻害作用を示す。

**4** b　エストラジオールは、骨吸収の抑制、子宮内膜の増殖、子宮平滑筋におけるオキシトシン感受性の増大などの作用を示す。

**5** a　タモキシフェンは、乳腺のエストロゲン受容体を遮断するため、乳がんに用いられる。

**6** b　クロミフェンは、視床下部にてエストロゲン受容体遮断作用を示し、負のフィードバックを抑制することで排卵を誘発する。

**7** a　レトロゾールは閉経後乳がんに使用され、アロマターゼ阻害を介して、脂肪組織におけるアンドロゲンからのエストロゲン合成を抑制する。

正誤

8 ★★★ メテノロンは、タンパク質同化ステロイドで、外傷や熱傷などによる消耗状態や骨粗鬆症の治療に用いられる。

9 ★★★ メテノロンは、エストロゲン受容体を刺激して、再生不良性貧血を改善する。

10 ★★★ フルタミドは、前立腺細胞のアンドロゲン受容体を遮断して、前立腺がんの増大を抑制する。

11 ★★★ ビカルタミドは、下垂体の機能を抑制し、精巣からのテストステロン分泌を抑制する。

12 ★★★ エンザルタミドは、前立腺がん細胞のアンドロゲン受容体を遮断することでがん細胞の増殖を抑制する。

13 ★★★ フィナステリドはⅡ型5-α還元酵素を阻害し、男性型脱毛症に用いられる。

14 ★★★ アビラテロンは、アロマターゼを阻害することでエストロゲンの産生を抑制する。

15 ★★★ アビラテロンは、基本的に単剤で使用する。

16 ★★★ エチニルエストラジオールは、抗卵胞ホルモン作用を示し、前立腺肥大症の治療に用いられる。

17 ★★★ ホスフェストロールは、エストロゲン受容体を遮断し、エストロゲン依存性乳がんの増殖を抑制する。

18 ★★★ ラロキシフェンは、エストロゲン受容体に対し、骨組織ではエストロゲン様作用を示すが、乳房では抗エストロゲン作用を示す。

19 ★★★ バゼドキシフェンは、エストロゲン受容体に結合してエストロゲン様作用を示すことで、骨吸収を抑制する。

20 ★★★ タモキシフェンは、黄体ホルモン作用を示し、黄体機能不全による不妊症の治療に用いられる。

21 ★★★ タモキシフェンは、エストロゲン受容体を遮断し、乳がん細胞の増殖を阻害する。

| | | |
|---|---|---|
| 8 | ○ | メテノロンはタンパク質同化ステロイド薬であり、アンドロゲン受容体を刺激し、血球、筋、骨、皮膚の産生補助などに用いられる。 |
| 9 | × | メテノロンは、アンドロゲン受容体を刺激して、再生不良性貧血を改善する。 |
| 10 | ○ | フルタミドは、前立腺細胞のアンドロゲン受容体を遮断して、前立腺がんの増大を抑制する。 |
| 11 | × | リュープロレリンなどの記述である。ビカルタミドは、前立腺細胞のアンドロゲン受容体を遮断して、前立腺がんの増大を抑制する。 |
| 12 | ○ | エンザルタミドは、前立腺がん細胞のアンドロゲン受容体を遮断することでがん細胞の増殖を抑制する。 |
| 13 | ○ | フィナステリドはⅡ型5-α還元酵素を阻害し、男性型脱毛症に用いられる。 |
| 14 | × | アビラテロンは、CYP17阻害によりアンドロゲン合成を阻害する。 |
| 15 | × | アビラテロンは、コルチゾールの合成抑制作用も示すため、糖質コルチコイド作用の維持を目的にプレドニゾロンと併用する。 |
| 16 | × | エチニルエストラジオールは、エストロゲン受容体刺激作用を示し、前立腺がんなどの治療に用いられる。 |
| 17 | × | ホスフェストロールは、エストロゲン受容体を刺激し、エストロゲン依存性乳がんの増殖を促進する。 |
| 18 | ○ | ラロキシフェンは、エストロゲン受容体に対し、骨組織ではエストロゲン様作用を示すが、乳房や子宮では抗エストロゲン作用を示す。 |
| 19 | ○ | バゼドキシフェンは、エストロゲン受容体に対し、骨組織ではエストロゲン様作用を示すが、乳房や子宮では抗エストロゲン作用を示す。 |
| 20 | × | プロゲステロン製剤の記述である。タモキシフェンは、乳腺のエストロゲン受容体を遮断し、乳がんに用いられる。 |
| 21 | ○ | タモキシフェンは、乳腺のエストロゲン受容体を遮断し、乳がんに用いられる。 |

22 ★★★ ☑☑☑ タモキシフェンは、子宮体がんのリスクを上昇させる。

23 ★★★ ☑☑☑ フルベストラントは、アロマターゼを阻害し、エストロゲンの産生抑制作用を示す。

24 ★★★ ☑☑☑ フルベストラントを閉経前乳がんに用いる場合は、リュープロレリンなどのLH-RH(Gn-RH)アゴニスト投与下で、パルボシクリブなどのCDK4/6阻害薬と併用する。

25 ★★★ ☑☑☑ アナストロゾールは、エストロゲン受容体を遮断し、排卵誘発作用を示す。

26 ★★★ ☑☑☑ レトロゾールは、アロマターゼを阻害して、エストロゲン合成を阻害する。

27 ★★★ ☑☑☑ エキセメスタンは、子宮内膜のエストロゲン受容体を遮断して、子宮内膜がんの増大を抑制する。

28 ★★★ ☑☑☑ ジエノゲストは黄体ホルモン製剤であり、子宮内膜症の治療に用いられる。

29 ★★★ ☑☑☑ クロルマジノンは、アンドロゲン受容体遮断作用があり、前立腺がんの治療に用いられる。

30 ★★★ ☑☑☑ ダナゾールは、黄体ホルモン受容体とアンドロゲン受容体を遮断し、排卵を抑制する。

31 ★★★ ☑☑☑ 合成エストロゲンと合成プロゲステロンの合剤は、経口避妊薬として用いられる。

32 ★★★ ☑☑☑ 経口避妊薬は、肝由来の凝固因子を増加させ、血栓症のリスクを増大させる。

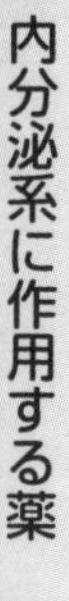

**22** ○ タモキシフェンはエストロゲン受容体に対して、乳房では**遮断**作用を示すが、子宮では弱い**刺激**作用を示すため、子宮体がんのリスクを**上昇**させる。

**23** × フルベストラントは、エストロゲン受容体に対し**遮断及び分解促進**作用を示す。

**24** ○ フルベストラントを閉経**前**乳がんに用いる場合は、リュープロレリンなどの**LH-RHアゴニスト**投与下で、パルボシクリブなどの**CDK4/6**阻害薬と併用する。

**25** × **クロミフェン**の記述である。アナストロゾールは、閉経後乳がんに使用され、**アロマターゼ阻害**を介して脂肪組織でのエストロゲンの**合成**を抑制する。

**26** ○ レトロゾールは、閉経**後**乳がんに使用され、**アロマターゼ阻害**を介して、脂肪組織におけるアンドロゲンからのエストロゲン**合成**を抑制する。

**27** × エキセメスタンは、閉経**後**乳がんに使用され、**アロマターゼ**を**非可逆的**に**阻害**し、脂肪組織におけるアンドロゲンからのエストロゲン**合成**を抑制する。

**28** ○ ジエノゲストは**プロゲステロン**受容体を刺激する黄体ホルモン製剤である。負のフィードバックによる**FSH**や**LH**の分泌抑制を介して**エストロゲン**の分泌を抑制するため、子宮内膜症の治療に用いられる。

**29** ○ クロルマジノンは、**アンドロゲン**受容体遮断作用を示す**黄体ホルモン**製剤である。前立腺がんの治療に用いられる。

**30** × ダナゾールはプロゲステロン（黄体ホルモン）受容体及びアンドロゲン受容体を**刺激**する。負のフィードバックによる**FSH**や**LH**の分泌抑制を介して**エストロゲン**の分泌を抑制するため、子宮内膜症の治療に用いられる。

**31** ○ 合成エストロゲンと合成プロゲステロンの合剤は、経口**避妊薬**として用いられる。

**32** ○ 経口避妊薬服用中の**喫煙**によって、血栓症のリスクはさらに上昇する。

第8章 内分泌系に作用する薬

覚えてる？ **暗記で差がつく医薬品！**

・メカセルミン（**ソマトメジンC**受容体刺激薬）
・デガレリクス（**LH-RH**受容体遮断薬）
・ペグビソマント（**GH**受容体遮断薬）
・シナカルセト（$Ca^{2+}$受容体刺激薬）
・アビラテロン（**アンドロゲン**合成阻害薬）
・フルベストラント（**エストロゲン**受容体遮断及び分解促進薬）
・エキセメスタン（**アロマターゼ**阻害薬）
・ダナゾール（**プロゲステロン**及び**アンドロゲン**受容体刺激薬）

# 第9章
# 代謝系に作用する薬

# 9-1 糖尿病治療薬

3択

**1** グリベンクラミドの作用機序はどれか。

a　GLP-1受容体刺激
b　SU受容体刺激
c　インスリン受容体刺激

**2** 心不全や浮腫を起こしやすい糖尿病治療薬はどれか。

a　アログリプチン
b　ピオグリタゾン
c　ダパグリフロジン

**3** 消化管で糖の吸収を抑制するのはどれか。

a　ミグリトール
b　ブホルミン
c　エキセナチド

**4** グルカゴン様ペプチド（GLP-1）受容体を刺激する糖尿病治療薬はどれか。

a　リラグルチド
b　アカルボース
c　メトホルミン

**5** ビルダグリプチンの血糖降下作用の機序はどれか。

a　アルドース還元酵素阻害
b　ATP感受性$K^{+}$チャネル遮断
c　ジペプチジルペプチダーゼ-4（DPP-4）阻害

正誤

**6** 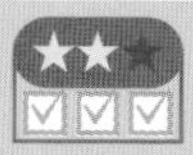

インスリンは、骨格筋細胞において、グルコーストランスポーター4（GLUT4）を含む小胞の細胞膜への移行を促進する。

**7** 

インスリン アスパルトは、循環血中でアルブミンと強く結合し、徐々に解離して作用する。

# 解答　糖尿病治療薬

**1　b**　グリベンクラミドはスルホニル尿素(SU)構造を持ち、SU受容体に結合して、インスリン分泌を促進させる。

**2　b**　ピオグリタゾンの重大な副作用に心不全や浮腫があり、心不全患者への投与は禁忌である。

**3　a**　ミグリトールはα-グルコシダーゼ及びβ-ガラクトシダーゼ阻害薬であり、消化管での単糖類の吸収を抑制する。食直前に服用する薬であり、食後や食間での服用だと十分な効果が得られない。

**4　a**　リラグルチドは、インクレチンの1つであるGLP-1に似せて合成した薬剤である。GLP-1受容体の刺激によって、血糖値に応じたインスリン分泌促進作用及びグルカゴン分泌抑制作用を現す。

**5　c**　DPP-4はインクレチンを分解する酵素である。ビルダグリプチンは、DPP-4阻害薬であり、インクレチンの分解を防ぐことで、血糖値に応じたインスリン分泌促進作用及びグルカゴン分泌抑制作用を現す。

**6　○**　インスリンは、骨格筋細胞や脂肪細胞において、GLUT4の細胞膜への移行を促進し、血中のグルコースを細胞内に取り込む。なお、肝臓や膵β細胞にはGLUT2が存在する。

**7　×**　インスリン デテミルの記述である。インスリン アスパルトやインスリン リスプロなどの超速効型インスリンは、血中では単量体として存在し、速やかに骨格筋や脂肪などの受容体に作用する。アルブミンなどの血漿タンパク質とは結合しない。

8 ★★★ ☑☑☑ インスリン デグルデクは、骨格筋や脂肪組織におけるグルコースの細胞内取り込みを促進する。

9 ★★★ ☑☑☑ グリベンクラミドは、スルホニル尿素(SU)受容体と結合し、膵β細胞からのインスリン分泌を促進する。

10 ★★★ ☑☑☑ グリベンクラミドは、血糖依存的にインスリン分泌を促進する。

11 ★★★ ☑☑☑ グリメピリドは、スルホニル尿素(SU)受容体に結合して、ATP感受性$K^+$チャネルを遮断することで、インスリン分泌を促進する。

12 ★★★ ☑☑☑ ナテグリニドはスルホニル尿素(SU)構造を持たないが、膵β細胞のSU受容体に結合する。

13 ★★★ ☑☑☑ ナテグリニドは、透析患者に対して投与禁忌である。

14 ★★★ ☑☑☑ ミチグリニドは、スルホニル尿素受容体に結合してATP感受性$K^+$チャネルを遮断することで、膵β細胞の細胞膜を脱分極させる。

15 ★★★ ☑☑☑ レパグリニドは、クロピドグレルとの併用によって血糖降下作用が減弱する。

16 ★★★ ☑☑☑ メトホルミンは、ATP感受性$K^+$チャネルを活性化し、肝臓での糖新生を抑制する。

17 ★★★ ☑☑☑ メトホルミンによる糖新生の抑制が、乳酸アシドーシスを招くことがある。

**8** ○ デグルデクに限らず、すべての**インスリン**は、骨格筋や脂肪組織におけるグルコースの細胞内取り込みを促進する。インスリン デグルデクは、皮下組織では**多**量体の形成、血中では**アルブミン**との結合によって、**単**量体の解離が起こりにくく作用が**持続**する**持効**型インスリンである。

**9** ○ グリベンクラミドは、SU受容体と結合し、膵β細胞からの**インスリン分泌**を促進する。

**10** × グリベンクラミドのインスリン分泌促進作用は、血糖に依存**しない**。もし、低血糖時に服用したとしてもインスリン分泌は促進されるため、その場合は重症低血糖を招くことになる。

**11** ○ グリメピリドなどのSU薬は、膵β細胞のSU受容体を刺激する。その後、ATP感受性$K^+$チャネル**遮断**、電位依存性$Ca^{2+}$チャネル**開口**が連鎖的に起こり、$Ca^{2+}$のβ細胞**内**への**流入**によって、**インスリン**分泌が促進される。

**12** ○ ナテグリニドはSU構造を**持たない**が、膵β細胞のSU受容体を刺激する。受容体からすぐに解離するため作用持続時間は**短く**、**食後**高血糖の改善に用いられる。

**13** ○ グリニド系薬のうち、ナテグリニドは活性代謝物の蓄積が起こるため、透析患者への投与は**禁忌**である。

**14** ○ ミチグリニドは、膵β細胞のSU受容体を刺激して$K^+$チャネルを遮断することで、$K^+$の細胞外流出を抑制し、細胞膜の**脱分極**を引き起こす。よって、電位依存性$Ca^{2+}$チャネルの**開口**が起こり、$Ca^{2+}$のβ細胞**内**への**流入**によって、**インスリン**分泌が促進される。

**15** × レパグリニドはCYP2C8によって代謝されるが、クロピドグレルはこれを阻害するため、併用によりレパグリニドの血糖降下作用は**増強**する。

**16** × メトホルミンは、**AMPK**を活性化することにより、糖新生**抑制**や糖利用**促進**などの作用を示す。

**17** ○ メトホルミンによる糖新生の**抑制**により、乳酸から糖への変換が阻害されることで、乳酸の蓄積が起こってしまう。乳酸アシドーシスを招くことがある。

18 ★★★ メトホルミンは、AMP活性化プロテインキナーゼ(AMPK)を阻害することで、骨格筋のグルコーストランスポーター4(GLUT4)の細胞膜への移行を促進する。

19 ★★★ ピオグリタゾンは、アディポネクチンの産生を高め、インスリン抵抗性を改善する。

20 ★★★ ピオグリタゾンは、ペルオキシソーム増殖剤応答性受容体γ(PPARγ)を刺激し、アディポネクチンの発現を抑制する。

21 ★★★ ピオグリタゾンは、ペルオキシソーム増殖剤応答性受容体γ(PPARγ)を活性化することで、脂肪細胞の分化を促進する。

22 ★★★ ピオグリタゾンは、AMP活性化プロテインキナーゼ(AMPK)を直接活性化することで、肝臓における糖新生を抑制する。

23 ★★★ ボグリボースは、ジペプチジルペプチダーゼ-4(DPP-4)を阻害することで、ソルビトールの細胞内への蓄積を抑制する。

24 ★★★ ボグリボースの副作用として、腹部膨満、放屁の増加がある。

25 ★★ アカルボースは、多糖類の分解を可逆的に阻害し、腸管からの糖の吸収を遅延させる。

26 ★★ ミグリトールは、α-グルコシダーゼ阻害作用とα-アミラーゼ阻害作用により食後高血糖を抑制する。

27 ★★★ ミグリトールは、小腸粘膜に存在するα-グルコシダーゼを阻害することで糖の消化と吸収を遅延させ、食後高血糖を抑制する。

**18** ×
メトホルミンは、AMPKを活性化することで、骨格筋のGLUT4の細胞膜への移行を促進する。

**19** ○
ピオグリタゾンは、PPARγの活性化を介してアディポネクチンの産生促進作用及びTNF-α分泌抑制作用を示し、インスリン抵抗性を改善する。

**20** ×
ピオグリタゾンは、PPARγの活性化を介してアディポネクチンの産生促進作用及びTNF-α分泌抑制作用を示し、インスリン抵抗性を改善する。

**21** ○
小型脂肪細胞がアディポネクチンの分泌を、大型脂肪細胞がTNF-αを分泌している。ピオグリタゾンは、PPARγの活性化を介して前駆脂肪細胞から小型脂肪細胞への分化を促し、かつ大型脂肪細胞のアポトーシスを引き起こす。

**22** ×
メトホルミンの記述である。ピオグリタゾンは、PPARγの活性化を介してアディポネクチンの産生促進作用及びTNF-α分泌抑制作用を示す。

**23** ×
シタグリプチンなどの記述である。ボグリボースは、α-グルコシダーゼ阻害薬であり、消化管での単糖類の吸収を抑制する。

**24** ○
ボグリボースなどα-グルコシダーゼ阻害薬の副作用として、腹部膨満、放屁の増加がある。

**25** ○
アカルボースは、α-アミラーゼ阻害により多糖類の分解を、α-グルコシダーゼ阻害により二糖類の分解を、それぞれ可逆的に阻害する。これらの作用により、腸管からの糖の吸収を遅延させる。

**26** ×
アカルボースの記述である。ミグリトールはα-グルコシダーゼ及びβ-ガラクトシダーゼを阻害し、二糖類の分解を阻害し、腸管からの糖の吸収を遅延させる。

**27** ○
ミグリトールは、小腸粘膜に存在するα-グルコシダーゼを阻害することで糖の消化と吸収を遅延させ、食後高血糖を抑制する。

28 ★★★ シタグリプチンは、血糖値をコントロールするホルモンであるインクレチンの作用を増強し、血糖降下作用を示す。

29 ★★★ シタグリプチンは、ジペプチジルペプチダーゼ4（DPP-4）を阻害し、グルカゴン様ペプチド-1（GLP-1）の分解を抑制する。

30 ★★★ リナグリプチンは、グルカゴン様ペプチド-1（GLP-1）受容体を直接活性化することで、グルコース濃度依存的にインスリン分泌を促進する。

31 ★★★ リナグリプチンは、大部分が胆汁中に排泄されるため、腎機能障害患者への用量調節が必要ない。

32 ★★★ トレラグリプチンは、尿細管の$Na^+$/グルコース共輸送体2（SGLT2）を阻害することで、尿中グルコースの再吸収を抑制する。

33 ★★★ リキシセナチドは、グルカゴン様ペプチド-1（GLP-1）受容体を刺激することで、インスリン及びグルカゴン分泌を促進する。

34 ★★★ イプラグリフロジンは、$Na^+$/グルコース共輸送体2（SGLT2）を阻害することで、小腸でのグルコースの吸収を選択的に阻害する。

35 ★★★ ダパグリフロジンは、尿細管の$Na^+$/グルコース共輸送体2（SGLT2）を阻害し、糖尿病及び慢性心不全に用いられる。

36 ★★ イメグリミンは、細胞内リボソームへの作用を介して、インスリン分泌促進作用やインスリン抵抗性改善作用を示す。

37 ★★ エパルレスタットは、アルドース還元酵素を阻害することで細胞内ソルビトールの蓄積を抑制し、末梢神経障害を改善する。

**28** ○ DPP-4はインクレチンを分解する酵素である。**シタグリプチン**は、DPP-4阻害薬であり、インクレチンの分解を防ぐことで、**血糖値**に応じたインスリン分泌促進作用及びグルカゴン分泌抑制作用を現す。

**29** ○ シタグリプチンは、DPP-4を阻害し、インクレチンであるGLP-1の分解を抑制する。

**30** × **リラグルチド**など**GLP-1**受容体刺激薬の記述である。リナグリプチンは**DPP-4**阻害薬である。

**31** ○ リナグリプチンは大部分が**胆汁**中に排泄されるため、他のDPP-4阻害薬と異なり、**腎**機能障害患者への用量調節が必要**ない**。

**32** × **イプラグリフロジン**などの**SGLT2**阻害薬の記述である。トレラグリプチンはDPP-4阻害薬である。

**33** × リキシセナチドは、GLP-1受容体を刺激することで、インスリン分泌を**促進**し、グルカゴン分泌は**抑制**する。

**34** × イプラグリフロジンは、**SGLT2**を阻害することで、**近位尿細管**でのグルコースの吸収を選択的に阻害し、尿中グルコース排泄量と尿量を増加させる。尿路感染や、脱水などの副作用が問題となる。

**35** ○ ダパグリフロジンは、**SGLT2**を阻害することで、**近位尿細管**でのグルコースの吸収を選択的に阻害し、尿中**グルコース**排泄量と尿量を増加させる。糖尿病及び**慢性心不全**に用いられる。

**36** × イメグリミンは、細胞内**ミトコンドリア**への作用を介して、インスリン分泌を促進する**膵**作用や、インスリン抵抗性を改善する**膵外**作用を示す。

**37** ○ エパルレスタットは、**アルドース**還元酵素を阻害することでグルコースから**ソルビトール**への変換を抑制し、末梢神経障害を改善する。食**前**に服用する。

# 9-2 脂質異常症治療薬

3択

1 ★★★

小腸コレステロールトランスポーター阻害薬はどれか。

a エゼチミブ
b コレスチミド
c シンバスタチン

2 ★★★

血中コレステロール低下作用と抗酸化作用を介して抗動脈硬化作用を示すのはどれか。

a ロミタピド
b プロブコール
c コレスチラミン

3 ★★★

ペルオキシソーム増殖剤応答性受容体α（PPARα）を刺激するのはどれか。

a コルヒチン
b フルバスタチン
c フェノフィブラート

4 ★★★

脂肪組織での遊離脂肪酸動員を抑制し、肝臓におけるVLDL（超低密度リポタンパク質）の産生を低下させるのはどれか。

a ニコモール
b クロフィブラート
c イコサペント酸エチル

5 ★★★

LDL受容体に対するプロタンパク質転換酵素サブチリシン/ケキシン9型（PCSK9）の結合を阻害する脂質異常症治療薬はどれか。

a コレスチミド
b エボロクマブ
c ロスバスタチン

正誤

6 ★★★

シンバスタチンは、肝細胞でアセチルCoAからHMG-CoAへの変換酵素を阻害することで、コレステロールの産生を抑制する。

# 解答　脂質異常症治療薬

**1**　**a**　エゼチミブは、小腸コレステロールトランスポーターを阻害してコレステロールの吸収を**選択的**に阻害する（脂溶性ビタミンなどの吸収阻害は生じない）。

**2**　**b**　プロブコールは、肝臓内でコレステロールの胆汁酸への**異化**を促進し、血中コレステロール低下作用を示す。また、LDLへの抗酸化作用により、直接的な動脈硬化の抑制作用も示す。肝細胞膜上のLDL受容体には**関与しない**。

**3**　**c**　フェノフィブラートは、PPARαへの刺激を介して、アポリポタンパク質C-Ⅲの発現を**抑制**することで、LPLを**活性化**し、トリグリセリドの加水**分解**を促進する。また、**β酸化**の促進作用も示すため、トリグリセリドの合成も抑制する。

**4**　**a**　ニコモールは、脂肪組織での遊離脂肪酸動員を抑制し、肝臓におけるVLDL産生抑制を介して、**トリグリセリド**を減少させる。

**5**　**b**　PCSK9は肝細胞膜上のLDL受容体を分解するタンパク質である。**エボロクマブ**は、PCSK9に対するモノクローナル抗体であり、PCSK9によるLDL受容体の分解を阻害し、LDLの肝細胞内への取り込みを促進することで血中コレステロール値を低下させる。

**6**　**×**　シンバスタチンは、肝細胞で**HMG-CoA**から**メバロン酸**への変換酵素を阻害することで、コレステロールの産生を抑制する。

**7** ★★★ ☑☑☑ アトルバスタチンは、3-ヒドロキシ-3-メチルグルタリルCoA（HMG-CoA）還元酵素を阻害し、転写因子の活性化を介して肝細胞の低密度リポタンパク質（LDL）受容体を増加させる。

**8** ★★★ ☑☑☑ ロスバスタチンにより発生する筋肉の痛みは、アスピリンの投与によって対応するとよい。

**9** ★★ ☑☑☑ ピタバスタチンは、3-ヒドロキシ-3-メチルグルタリルCoA（HMG-CoA）還元酵素を非競合的に阻害する。

**10** ★★ ☑☑☑ ピタバスタチンとエリスロマイシンを併用すると、ピタバスタチンの血中濃度が上昇する。

**11** ★★★ ☑☑☑ プラバスタチンの重大な副作用に横紋筋融解症がある。

**12** ★★★ ☑☑☑ コレスチラミンは、陰イオン交換樹脂であり、小腸からの胆汁酸の再吸収を抑制する。

**13** ★★★ ☑☑☑ コレスチラミンは、末梢脂肪組織からの遊離脂肪酸の動員を抑制し、トリグリセリド合成を低下させる。

**14** ★★★ ☑☑☑ コレスチミドは、LDLコレステロールの酸化を抑制する。

**15** ★★★ ☑☑☑ コレスチミドは、コレステロールの胆汁への異化排泄を促進することで、血中LDLコレステロール量を低下させる。

**16** ★★ ☑☑☑ エゼチミブは、小腸からのコレステロール吸収を抑制するほか、肝臓におけるコレステロール産生を減少させる。

| | | |
|---|---|---|
| 7 | ○ | アトルバスタチンは、HMG-CoA還元酵素を阻害し、転写因子の活性化を介して肝細胞膜上のLDL受容体を増加し、血中LDLの肝細胞内への取り込みを促進する。 |
| 8 | × | ロスバスタチンにより発生する筋肉の痛みは、横紋筋融解症が疑われる。アスピリンの投与では回復せず、服薬中止などの対応をとる。 |
| 9 | × | ピタバスタチンなどのスタチン系薬によるHMG-CoA還元酵素への阻害作用は、競合的である。 |
| 10 | ○ | ピタバスタチンは、エリスロマイシンやシクロスポリンと併用すると、ピタバスタチンの血中濃度が上昇する。これは、ピタバスタチンを肝細胞内へ取り込む有機アニオントランスポーター が阻害されるためである。 |
| 11 | ○ | スタチン系薬、フィブラート系薬、エゼチミブなど、脂質異常症治療薬は横紋筋融解症を引き起こすことがある。 |
| 12 | ○ | コレスチラミンは陰イオン交換樹脂であり、消化管内でコレスチラミンが胆汁酸を吸着し、胆汁酸の糞便中への排泄を促進する。食事由来のコレステロールは、胆汁酸による乳化を介して吸収されるため、コレステロールの消化管吸収が阻害される。 |
| 13 | × | ニコモールやニセリトロールの記述である。コレスチラミンは、消化管内での胆汁酸の吸着や、肝細胞膜上のLDL受容体数増加によって、血中コレステロール値を低下させる。 |
| 14 | × | プロブコールの記述である。コレスチミドは、消化管内での胆汁酸の吸着や、肝細胞膜上のLDL受容体数増加によって、血中コレステロール値を低下させる。 |
| 15 | × | プロブコールの記述である。コレスチミドは、消化管内での胆汁酸の吸着や、肝細胞膜上のLDL受容体数増加によって、血中コレステロール値を低下させる。 |
| 16 | × | エゼチミブはコレステロールの消化管吸収を阻害するが、体外からコレステロールが入ってこない反動で肝細胞内でのコレステロール合成はやや亢進する。 |

17 ★★★ プロブコールは、低密度リポタンパク質(LDL)コレステロールに対する抗酸化作用により抗動脈硬化作用を示す。

18 ★★ プロブコールは、LDL受容体に依存しない機構で血中LDLコレステロールを低下させ、家族性高コレステロール血症に奏効する。

19 ★ ロミタピドは、ミクロソームトリグリセリド転送タンパク質(MTP)を阻害し、血中LDLコレステロール量を低下させる。

20 ★ ロミタピドは、ミクロソームトリグリセリド転送タンパク質(MTP)に結合して、アポタンパク質Bへのトリグリセリドの転送を阻害する。

21 ★★★ フェノフィブラートは、ペルオキシソーム増殖剤応答性受容体α(PPARα)を阻害し、血中トリグリセリドを低下させる。

22 ★★★ ベザフィブラートは、ペルオキシソーム増殖剤応答性受容体α(PPARα)を活性化し、リポタンパク質リパーゼ(LPL)の発現を抑制する。

23 ★★★ ベザフィブラートは、脂肪細胞のPPARαを阻害することで、血中LDLコレステロール量を低下させる。

24 ★★ ベザフィブラートは、腎機能障害患者や透析患者には投与しない。

25 ★★★ クロフィブラートは、脂肪酸のβ酸化を抑制し、トリグリセリド合成を低下させる。

26 ★★ クリノフィブラートは、リポタンパク質リパーゼ(LPL)の発現を増加させるほか、アポリポタンパク質C-Ⅲの発現抑制を介してLPLの活性を亢進させる。

27 ★★★ ニコモールは、脂肪細胞のニコチン酸受容体を刺激することで、脂肪細胞からの遊離脂肪酸の放出を抑制する。

| | | |
|---|---|---|
| 17 | ○ | プロブコールは、LDLコレステロールに対する抗酸化作用により直接的な抗動脈硬化作用を示す。 |
| 18 | ○ | プロブコールは、コレステロールの胆汁酸への異化や抗酸化作用を示す。LDL受容体に依存しない機構で血中LDLコレステロールを低下させ、家族性高コレステロール血症に奏効する。 |
| 19 | ○ | ロミタピドは、MTP阻害作用により、VLDLの産生低下を介して血中トリグリセリド値やLDLコレステロール値を低下させる。ロミタピドは、ホモ接合体家族性高コレステロール血症に用いられる。 |
| 20 | ○ | MTPは、アポタンパク質Bにトリグリセリドを転送することでVLDLの産生を促進する。ロミタピドは、MTP阻害によって、それらを阻害する。 |
| 21 | × | フェノフィブラートは、PPARαを刺激し、血中トリグリセリドを低下させる。 |
| 22 | × | ベザフィブラートは、PPARαを刺激・活性化し、LPLの発現を促進する。 |
| 23 | × | ベザフィブラートは、脂肪細胞のPPARαを刺激することで、トリグリセリド及びLDLコレステロールを減少させる。 |
| 24 | ○ | ベザフィブラートは横紋筋融解症のリスクが増大することから、腎機能障害患者や透析患者への投与は禁忌である。 |
| 25 | × | クロフィブラートは、脂肪酸のβ酸化を促進し、トリグリセリド合成を低下させる。 |
| 26 | ○ | クリノフィブラートは、LPLの発現を増加させるほか、アポリポタンパク質C-Ⅲの発現抑制を介してLPLの活性を亢進させる。 |
| 27 | ○ | ニコモールは、脂肪細胞のニコチン酸受容体を刺激し、脂肪細胞からの遊離脂肪酸の放出を抑制する。よって、肝細胞内でのVLDLの産生が抑制され、血中トリグリセリド値が低下する。 |

28 ニセリトロールは、胆汁酸の再吸収を抑制し、副作用で便秘や腸閉塞を起こすことがある。

29 イコサペント酸エチルは、コレステロールの腸肝循環を抑制する。

30 イコサペント酸エチルは、肝臓でのコレステロールから胆汁酸への異化を促進する。

31 ガンマオリザノールは、リポタンパク質リパーゼ及び肝トリグリセリドリパーゼを活性化し、トリグリセリドの加水分解を促進する。

32 エボロクマブは、リソソームにおけるLDL受容体の分解を抑制し、LDL受容体の細胞膜へのリサイクリングを増加させる。

## 9-3 高尿酸血症・痛風治療薬

3択

1 キサンチンオキシダーゼを選択的に阻害するのはどれか。

a ベンズブロマロン
b アロプリノール
c ブコローム

2 尿酸合成に関わる酵素を選択的に阻害する薬物はどれか。

a プロベネシド
b コルヒチン
c フェブキソスタット

**28** ×
コレスチラミンやコレスチミドなどの陰イオン交換樹脂の記述である。ニセリトロールは、脂肪組織からの遊離脂肪酸の放出を抑制する。

**29** ×
イコサペント酸エチルにコレステロールの腸肝循環を抑制する作用はない。イコサペント酸エチルやオメガ-3-脂肪酸エチルは、SREBP-1c抑制によるトリグリセリド合成抑制作用、LPL活性化によるトリグリセリドの分解促進作用、消化管吸収抑制などによる弱いLDLコレステロール値の低下作用を持つ。

**30** ×
プロブコールの記述である、イコサペント酸エチルやオメガ-3-脂肪酸エチルは、SREBP-1c抑制によるトリグリセリド合成抑制作用、LPL活性化によるトリグリセリドの分解促進作用、消化管吸収抑制などによる弱いLDLコレステロール値の低下作用を持つ。

**31** ×
ガンマオリザノールは、消化管からのコレステロール吸収抑制作用が主である。脂質の分解を促進するような作用はない。

**32** ○
エボロクマブは、PCSK9の阻害によってリソソームにおけるLDL受容体の分解を抑制し、LDL受容体の細胞膜へのリサイクリングを増加させる。

## 解答　高尿酸血症・痛風治療薬

**1** b
アロプリノールは、キサンチンオキシダーゼを選択的に阻害し、尿酸合成を阻害する。

**2** c
フェブキソスタットは、キサンチンオキシダーゼを選択的に阻害し、尿酸合成を阻害する。フェブキソスタットは非プリン型であり、非競合的に作用する。

3 ★★★ ☑☑☑ 腎尿細管の尿酸トランスポーター（URAT1）を阻害して、尿酸再吸収を抑制するのはどれか。

a　コルヒチン
b　プロベネシド
c　ラスブリカーゼ

4 ★★★ ☑☑☑ 腎において尿酸の再吸収に関わる輸送体を阻害する痛風・高尿酸血症治療薬はどれか。

a　ベンズブロマロン
b　ラスブリカーゼ
c　クエン酸カリウム・クエン酸ナトリウム配合剤

5 ★★★ ☑☑☑ 痛風・高尿酸血症の治療薬のうち、尿路結石を予防する目的で、尿アルカリ化薬が併用されるのはどれか。

a　コルヒチン
b　ベンズブロマロン
c　ナプロキセン

正誤

6 ★★★ ☑☑☑ 痛風発作を初めて生じた際は、尿酸値を降下させる薬の服用を、可能な限り早く開始する。

7 ★★★ ☑☑☑ 高尿酸血症治療中に痛風発作を生じた場合は、尿酸値を降下させる薬の服用を一旦中止する。

8 ★★★ ☑☑☑ アロプリノールは、代謝されてオキシプリノール（アロキサンチン）になってもキサンチンオキシダーゼ阻害作用を現す。

9 ★★★ ☑☑☑ フェブキソスタットは、プリン骨格を有し、競合的にキサンチンオキシダーゼを阻害する。

10  プロベネシドは、キサンチンオキシダーゼを阻害し、尿酸産生を抑制する。

11 ★★★ ☑☑☑ ベンズブロマロンは、尿細管における尿酸再吸収を抑制し、尿酸排泄を促進する。

**3**　**b**　プロベネシドやベンズブロマロンは、腎尿細管のURAT1を阻害し、尿酸再吸収の抑制により、尿酸排泄促進作用を示す。

**4**　**a**　プロベネシドやベンズブロマロンは、腎尿細管のURAT1を阻害し、尿酸再吸収の抑制により、尿酸排泄促進作用を示す。

**5**　**b**　ベンズブロマロンは尿酸の尿中排泄を促進するが、それによって、尿酸結石の尿路での発生率を上昇させてしまう。尿酸結石の発生予防のために、クエン酸カリウム・クエン酸ナトリウム配合剤のような尿アルカリ化薬を併用する。

**6**　**×**　初回の痛風発作の際に、早急に尿酸値を降下させると、痛みがより強力になることがある。まずはNSAIDsなどにより痛みを取り除き、その後、尿酸降下薬の服用を開始する。

**7**　**×**　高尿酸血症治療中に痛風発作を生じた場合、尿酸降下薬は同じ用量で継続しつつ、NSAIDsなどで痛みを取り除く。

**8**　**○**　アロプリノールはキサンチンオキシダーゼを阻害し、また、代謝物のオキシプリノールもキサンチンオキシダーゼ阻害作用を有する。

**9**　**×**　フェブキソスタットは、プリン骨格を有さない非プリン型の薬剤で、非競合的かつ選択的にキサンチンオキシダーゼを阻害する。

**10**　**×**　アロプリノールなどの記述である。プロベネシドは、腎尿細管のURAT1を阻害し、尿酸再吸収の抑制により、尿酸排泄促進作用を示す。プロベネシドは尿酸の再吸収と分泌をともに抑制するが、再吸収抑制作用の方が強力であり、尿酸排泄が促進される。

**11**　**○**　ベンズブロマロンは、腎尿細管のURAT1を阻害し、尿酸再吸収の抑制により、尿酸排泄促進作用を示す。

**12** ★★★ ☑☑☑ ベンズブロマロンは、尿細管における尿酸の再吸収と分泌の両方を阻害することで、尿酸排泄を抑制する。

**13** ★★★ ☑☑☑ ブコロームは、尿酸排泄促進作用と抗炎症作用を併せ持つ。

**14** ★★★ ☑☑☑ ラスブリカーゼは、尿酸をアラントインと過酸化水素に分解し、化学療法に伴う高尿酸血症を改善する。

**15** ★★★ ☑☑☑ コルヒチンは、炎症局所のシクロオキシゲナーゼを阻害し、炎症を抑制する。

**16** ★★★ ☑☑☑ コルヒチンは、尿酸オキシダーゼを活性化することで、尿酸の分解を促進する。

**17** ★★★ ☑☑☑ クエン酸カリウム・クエン酸ナトリウム配合剤は、尿のpHを低下させることで尿路結石の形成を抑制する。

## 9-4 骨粗鬆症治療薬

3択

**1** ★★★ ☑☑☑ 骨のヒドロキシアパタイトに結合し、破骨細胞に取り込まれた後に破骨細胞のアポトーシスを誘導するのはどれか。

a　アルファカルシドール
b　バゼドキシフェン
c　アレンドロン酸

**2** ★★★ ☑☑☑ カルシトリオールのカルシウム代謝調節作用に関わる機序はどれか。

a　腎臓におけるカルシウム再吸収の抑制
b　副甲状腺ホルモンの分泌の促進
c　腸管からのカルシウム吸収の促進

12 × プロベネシドの記述である。プロベネシドは尿細管における尿酸の再吸収と分泌の両方を阻害するが、再吸収阻害作用の方が強力なため、尿酸排泄を促進する。

13 ○ ブコロームは、尿酸排泄促進作用と血管透過性の抑制による抗炎症作用を併せ持つ。

14 ○ ラスブリカーゼは、遺伝子組み換え型尿酸オキシダーゼ製剤であり、尿酸をアラントインと過酸化水素に分解し、化学療法に伴う高尿酸血症を改善する。

15 × コルヒチンは、白血球の分裂及び遊走を阻害することで痛風発作を抑制する。シクロオキシゲナーゼ阻害作用はない。

16 × ラスブリカーゼの記述である。コルヒチンは、白血球の分裂及び遊走を阻害することで痛風発作を抑制する。

17 × クエン酸カリウム・クエン酸ナトリウム配合剤は、尿のpHを上昇（尿をアルカリ化）させることで、尿酸の溶解度を上げ、尿路結石の形成を抑制する。

## 解答 骨粗鬆症治療薬

1 c アレンドロン酸などのビスホスホネート薬は骨のヒドロキシアパタイトに親和性を示し、破骨細胞に取り込まれ、ファルネシルピロリン酸合成酵素の阻害を介してアポトーシスを誘導し、骨吸収を抑制する。アルファカルシドールは活性型$VD_3$製剤、バゼドキシフェンやラロキシフェンは選択的エストロゲン受容体モジュレーター(SERM)である。

2 c カルシトリオールは活性型$VD_3$製剤であり、腸管からのカルシウムの吸収を促進することで、血中カルシウム濃度を上昇させる。これにより、副甲状腺ホルモン（パラトルモン）の分泌を抑制し、骨吸収を抑制する。

**3** ★★★ ☑☑☑

骨粗鬆症治療薬テリパラチドの作用点はどれか。

a　カルシトニン受容体

b　ヒドロキシアパタイト

c　副甲状腺ホルモン（PTH）受容体

**4** ★★ ☑☑☑

RANKL（NF-κB活性化受容体リガンド）に特異的に結合し、破骨細胞による骨吸収を抑制するのはどれか。

a　デノスマブ

b　エルカトニン

c　エルデカルシトール

正誤

**5** 

ラロキシフェンは、骨の上皮小体ホルモン（PTH）受容体にアゴニストとして作用し、骨吸収を抑制する。

**6** ★★★ ☑☑☑

ラロキシフェンは、骨組織のエストロゲン受容体を遮断することで、閉経後の骨代謝回転を改善する。

**7** ★★ ☑☑☑

ラロキシフェンは深部静脈血栓症の発生が懸念されることから、長期不動状態の患者への投与は禁忌である。

**8** ★★★ ☑☑☑

バゼドキシフェンは、エストロゲン受容体に対し、骨組織ではエストロゲン様作用を示すが、乳房では抗エストロゲン作用を示す。

**9** ★★★ ☑☑☑

イプリフラボンは、副甲状腺ホルモン受容体を遮断し、骨形成を促進する。

**10** ★★ ☑☑☑

エルカトニンはカルシトニン分泌を促進させる。

**11** ★★★ ☑☑☑

アルファカルシドールは、腸管での$Ca^{2+}$吸収を促進し、血中カルシウム値を上昇させる。

| | | |
|---|---|---|
| 3 | c | テリパラチドやアバロパラチドは、副甲状腺ホルモン受容体を刺激する。間欠投与（投与、休薬の繰り返し）を行うことで、骨芽細胞を活性化し、骨形成を促進する。 |
| 4 | a | デノスマブは、ヒトRANKLに対するモノクローナル抗体であり、破骨細胞の作用を強力に抑制する。副作用で低カルシウム血症が出現しやすく、もしも現れた場合にはカルシウム製剤や活性型$VD_3$製剤を速やかに投与する。 |
| 5 | × | ラロキシフェンは、骨のエストロゲン受容体にアゴニストとして作用し、骨吸収を抑制する。乳腺や子宮ではアンタゴニストとして作用するため、乳がんや子宮体がんのリスクを上昇させない。 |
| 6 | × | ラロキシフェンは、骨組織のエストロゲン受容体を刺激することで、閉経後の骨代謝回転を改善する。 |
| 7 | ○ | ラロキシフェンは深部静脈血栓症の発生が懸念されることから、長期不動状態の患者への投与は禁忌である。 |
| 8 | ○ | バゼドキシフェンは、エストロゲン受容体に対し、骨組織ではエストロゲン様作用を示すが、乳房や子宮では抗エストロゲン作用を示す。 |
| 9 | × | イプリフラボンは、エストロゲンによるカルシトニン分泌促進作用を増強し、骨吸収を抑制する。骨に直接作用して骨吸収を抑制する作用も持つ。 |
| 10 | × | エルカトニンは、カルシトニン製剤である。カルシトニンの分泌量を増やすのではなく、カルシトニンのように作用する。骨粗鬆症による疼痛の改善に用いられる。 |
| 11 | ○ | アルファカルシドールは活性型$VD_3$製剤であり、腸管からのカルシウムの吸収を促進することで、血中カルシウム濃度を上昇させる。これにより、副甲状腺ホルモン（パラトルモン）の分泌を抑制し、骨吸収を抑制する。 |

**12** エルデカルシトールは、ビタミンD受容体を刺激することで、腸管からのカルシウム吸収を促進する。

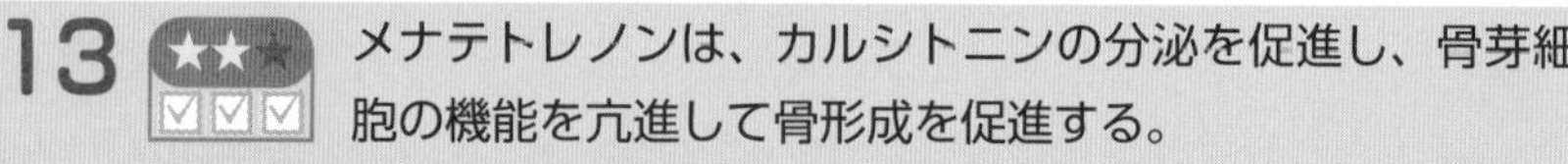

**13** メナテトレノンは、カルシトニンの分泌を促進し、骨芽細胞の機能を亢進して骨形成を促進する。

**14** メナテトレノンは、活性型ビタミンD存在下でオステオカルシンの生成を促進し、骨形成を促進する。

**15** アレンドロン酸は、ヒドロキシアパタイトに結合し、骨芽細胞の機能を亢進する。

**16** アレンドロン酸は、起床時にコップ1杯の水で服用し、服用後30分は飲食をせず、横にもならない。

**17** リセドロン酸は、メバロン酸経路のファルネシルピロリン酸合成酵素を阻害することで、破骨細胞による骨吸収を抑制する。

**18** リセドロン酸は、オステオカルシンのカルボキシ化を介し、破骨細胞のアポトーシスを誘導する。

**19** ゾレドロン酸は、骨吸収を抑制し、がんの骨転移により生じる高カルシウム血症を改善する。

**20** テリパラチドは、カルシトニン受容体を刺激し、破骨細胞による骨吸収を抑制する。

**21** テリパラチドは、遺伝子組み換えヒト副甲状腺ホルモン製剤であり、間欠投与で破骨細胞による骨吸収を抑制する。

**22** デノスマブは、TNF-α（腫瘍壊死因子-α）を標的とするヒト型IgG2モノクローナル抗体で、TNF-αによる破骨細胞の形成を抑制する。

| | | |
|---|---|---|
| 12 | ○ | エルデカルシトールは活性型$VD_3$製剤であり、腸管からのカルシウムの吸収を促進することで、血中カルシウム濃度を上昇させる。これにより、副甲状腺ホルモン（パラトルモン）の分泌を抑制し、骨吸収を抑制する。 |
| 13 | × | カルシトニンの分泌を促進して骨吸収を抑制するのは、エストロゲン製剤やラロキシフェンなどの選択的エストロゲン受容体モジュレーター（SERM）である。メナテトレノンはビタミン$K_2$製剤である。 |
| 14 | ○ | メナテトレノンは、ビタミン$K_2$製剤であり、活性型$VD_3$存在下でオステオカルシンの生成、カルボキシル化を促進する。骨形成促進及び骨吸収抑制作用を示す。 |
| 15 | × | アレンドロン酸は、ヒドロキシアパタイトに結合し、破骨細胞の機能を抑制する。 |
| 16 | ○ | アレンドロン酸は、起床時にコップ1杯の水で服用し、服用後30分は飲食をせず、横にもならない。飲食はキレート形成による作用減弱、コップ1杯の水で服用して横にならないのは食道潰瘍の予防のためである。 |
| 17 | ○ | リセドロン酸は、メバロン酸経路のファルネシルピロリン酸合成酵素を阻害することで、破骨細胞のアポトーシスを誘導し、骨吸収を抑制する。 |
| 18 | × | メナテトレノンは、オステオカルシンのカルボキシ化を介して骨形成を促進し、かつ骨吸収抑制作用も示す。 |
| 19 | ○ | ゾレドロン酸は、骨吸収を抑制し、がんの骨転移、骨破壊により生じる高カルシウム血症を改善する。作用持続時間が長く、ゾレドロン酸製剤の中には1年に1回の投与で済むものもある。 |
| 20 | × | テリパラチドは、パラトルモン受容体を刺激し、間欠投与によって、骨芽細胞による骨形成を促進する。 |
| 21 | × | テリパラチドは、遺伝子組み換えヒト副甲状腺ホルモン製剤であり、間欠投与で骨芽細胞による骨形成を促進する。 |
| 22 | × | デノスマブは、RANKLを標的とするヒト型IgG2モノクローナル抗体で、RANKLによる破骨細胞の形成を抑制する。強力な骨吸収抑制作用を示す。 |

## 覚えてる？ 暗記で差がつく医薬品！

- ミグリトール（α-グルコシダーゼ阻害薬）
- リナグリプチン（DPP-4阻害薬）
- デュラグルチド（GLP-1受容体刺激薬）
- ダパグリフロジン（SGLT-2阻害薬）
- イメグリミン（ミトコンドリア機能改善薬）
- ロミタピド（MTP阻害薬）
- エボロクマブ（抗PCSK9抗体）
- ラスブリカーゼ（尿酸分解酵素薬）
- テリパラチド（PTH受容体刺激薬）
- デノスマブ（抗RANKL抗体）

# 第10章
# 血液系に作用する薬

# 10-1 抗血栓薬

3択

**1**

低用量アスピリンが主として示す作用はどれか。

a　$PGI_2$産生抑制

b　$TXA_2$産生抑制

c　ホスホジエステラーゼ阻害

**2**

サルポグレラートによる血小板凝集抑制の機序はどれか。

a　セロトニン5-$HT_2$受容体遮断

b　トロンボキサン合成酵素阻害

c　シクロオキシゲナーゼ阻害

**3**

シロスタゾールの血小板凝集抑制作用の機序はどれか。

a　ホスホジエステラーゼⅢ阻害

b　トロンボキサン合成酵素阻害

c　シクロオキシゲナーゼ阻害

**4**

血小板のプロスタノイドIP受容体を刺激して、血小板凝集を抑制するのはどれか。

a　ダルテパリン

b　ベラプロスト

c　チクロピジン

**5**

血小板のADP受容体（$P2Y_{12}$サブタイプ）の遮断により、血小板凝集抑制作用を示すのはどれか。

a　オザグレル

b　チカグレロル

c　ジピリダモール

**6**

ワルファリンと拮抗作用があるのはどれか。

a　ビタミンD

b　ビタミンE

c　ビタミンK

**7**

ダルテパリンの凝固因子阻害活性について正しいのはどれか。

a　トロンビン（第Ⅱa因子）のみを阻害する。

b　第Ⅱa因子よりも第Ⅹa因子を強く阻害する。

c　第Ⅹa因子のみを阻害する。

## 解答　抗血栓薬

**1**　**b**　低用量(100mg程度)アスピリンを用いることで$TXA_2$産生が抑制され、**血小板凝集**が阻害される。

**2**　**a**　サルポグレラートは、**セロトニン5-$HT_2$受容体遮断**作用を示し、血小板凝集を阻害する。

**3**　**a**　シロスタゾールは、**ホスホジエステラーゼⅢ**阻害作用を示し、血小板凝集を阻害する。

**4**　**b**　**ベラプロスト**は、血小板のプロスタノイドIP($PGI_2$)受容体を刺激して、血小板凝集を抑制する。

**5**　**b**　**チカグレロル**は、血小板のADP受容体($P2Y_{12}$サブタイプ)の遮断により、血小板凝集抑制作用を示す。**チカグレロル**による作用は、他の同種同効薬と異なり**可逆的**であるため、投与中止後には速やかに作用が消失する。

**6**　**c**　ビタミン**K**はワルファリンと拮抗作用を示すため、ワルファリンの解毒薬として用いられる。また、ワルファリン服用中にビタミン**K**を含む食品を摂取すると、薬効が減弱する。

**7**　**b**　ダルテパリンは低分子ヘパリン製剤の1つであり、**アンチトロンビンⅢ**に結合し、抗凝固作用を発現する。第Ⅱa因子よりも第**X**a因子を強く阻害する。

**8** ★★★

アンチトロンビン非依存的にトロンビンを直接阻害する薬物はどれか。

a　フォンダパリヌクス
b　アルガトロバン
c　ダナパロイド

正誤

**9** ★★★

低用量アスピリンは、血管内皮細胞のシクロオキシゲナーゼ-2 (COX-2) を阻害しにくいため、プロスタグランジン$I_2$ ($PGI_2$) の産生は抑制されない。

**10** ★★

100mg/日程度の用量のアスピリンは、血管内皮細胞のプロスタグランジン$I_2$生成よりも、血小板のトロンボキサン$A_2$生成をより強く阻害する。

**11** ★★

手術による大量出血を避けるため、アスピリンは通常、手術の1日前から休薬する。

**12** ★★★

オザグレルは、プロスタノイドTP ($TXA_2$) 受容体を遮断し、細胞内カルシウムイオン濃度の上昇を抑制する。

**13** ★★★

サルポグレラートは、セロトニン5-$HT_1$受容体を遮断し、細胞内カルシウムイオン濃度の上昇を抑制する。

**14** ★★★

シロスタゾールは、ホスホジエステラーゼVを選択的に阻害し、cAMPを増加させる。

**15** ★★★

ベラプロストは、末梢血管拡張及び血小板凝集抑制により、末梢循環障害を改善する。

**16** ★★★

ベラプロストは、プロスタノイドIP受容体を刺激し、サイクリックGMP (cGMP) を増加させる。

**17** ★★★

チクロピジンは、ADPの$P2Y_{12}$受容体を遮断することでアデニル酸シクラーゼ活性を増強し、サイクリックAMP (cAMP) を増加させる。

**18** ★★

チクロピジンの活性代謝物が遮断するADPの$P2Y_{12}$受容体は、Gqタンパク質共役型受容体である。

| | | |
|---|---|---|
| 8 | b | アルガトロバンやダビガトランはアンチトロンビンⅢに関与せず、直接的なトロンビン阻害作用を示す。 |
| 9 | ○ | 低用量アスピリンは、血小板に作用し、$TXA_2$の合成を阻害することにより、抗血小板作用を示す。血管内皮細胞のCOX-2を阻害しにくいため、$PGI_2$の産生は抑制されない。 |
| 10 | ○ | 100mg/日程度の用量のアスピリンは、血管内皮細胞の$PGI_2$生成よりも、血小板の$TXA_2$生成をより強く阻害し、抗血小板作用を示す。 |
| 11 | × | 手術による大量出血を避けるため、アスピリンは通常、手術の7～10日前から休薬する。アスピリンの作用は不可逆的であり、休薬期間は長くとる必要がある。 |
| 12 | × | オザグレルは、TX合成酵素を阻害し、$TXA_2$産生を抑制することで、血小板凝集を阻害する。 |
| 13 | × | サルポグレラートは、セロトニン5-$HT_2$受容体を遮断し、細胞内カルシウムイオン濃度の上昇を抑制して血小板凝集を抑制する。 |
| 14 | × | シロスタゾールは、ホスホジエステラーゼⅢを選択的に阻害し、cAMPを増加させ血小板凝集を抑制する。 |
| 15 | ○ | ベラプロストは、血管や血小板のプロスタノイドIP（$PGI_2$）受容体を刺激し、末梢血管拡張及び血小板凝集抑制により、末梢循環障害を改善する。 |
| 16 | × | ベラプロストは、プロスタノイドIP受容体を刺激し、cAMPを増加させる。 |
| 17 | ○ | チクロピジンは、Giタンパク質共役型のADPの$P2Y_{12}$受容体を遮断することでアデニル酸シクラーゼ活性を増強し、cAMPを増加させる。 |
| 18 | × | チクロピジンの活性代謝物が遮断するADPの$P2Y_{12}$受容体は、Giタンパク質共役型受容体である。 |

19 ★★★ ☑☑☑ チクロピジンの副作用として、血栓性血小板減少性紫斑病、無顆粒球症及び重篤な肝障害がある。

20 ★★★ ☑☑☑ クロピドグレルは、肝臓で活性代謝物に変換され、抗血小板活性を示す。

21 ★★★ ☑☑☑ クロピドグレルは、血小板のアデニル酸シクラーゼ活性を増強する。

22 ★★★ ☑☑☑ クロピドグレルは、特発性血小板減少性紫斑病が発現する危険がある。

23 ★★★ ☑☑☑ クロピドグレルの活性代謝物は、ADP $P2Y_{12}$受容体を不可逆的に遮断する。

24 ★★★ ☑☑☑ 経皮的冠動脈形成術(PCI)が適用される患者にクロピドグレルを投与する場合には、アスピリンと併用する。

25 ★★★ ☑☑☑ 経皮的冠動脈形成術(PCI)が適用される患者にクロピドグレルを投与する場合には、投与開始日にローディングドーズを必要とする。

26 ★★★ ☑☑☑ グレープフルーツジュースは、クロピドグレルの薬効を低下させる。

27 ★★★ ☑☑☑ プラスグレルは、エステラーゼによる加水分解とCYP3Aによる代謝によって不活化される。

28 ★★★ ☑☑☑ 手術による大量出血を避けるため、クロピドグレルは通常、手術の14日以上前から休薬する。

29 ★★★ ☑☑☑ チカグレロルは、ADP結合部位とは異なる部位に結合してADP $P2Y_{12}$受容体を選択的かつ可逆的に遮断する。

| | | |
|---|---|---|
| 19 | ○ | チクロピジンの副作用として、**血栓**性血小板減少性紫斑病、**無顆粒球**症及び重篤な**肝**障害がある。 |
| 20 | ○ | クロピドグレルは、肝臓で主に**CYP2C19**によって活性代謝物に変換され、抗血小板作用を示す。 |
| 21 | ○ | クロピドグレルは、Giタンパク質共役型のADPのP2Y$_{12}$受容体を**遮断**することでアデニル酸シクラーゼ活性を**増強**し、**cAMP**を増加させる。 |
| 22 | × | クロピドグレルは、**血栓**性血小板減少性紫斑病が発現する危険がある。 |
| 23 | ○ | クロピドグレルの活性代謝物は、ADP P2Y$_{12}$受容体を不可逆的に遮断する。 |
| 24 | ○ | PCIが適用される患者にクロピドグレルを投与する場合には、アスピリンと**併用**する。 |
| 25 | ○ | PCIが適用される患者にクロピドグレルを投与する場合には、投与開始日に**ローディングドーズ**（治療初期の高用量での投与）を必要とする。 |
| 26 | ○ | クロピドグレルはCYP3Aによる代謝も受けている。グレープフルーツジュースによるCYP3Aの阻害により、クロピドグレルの**活性代謝物**への代謝が阻害され、クロピドグレルの薬効は**低下**する。 |
| 27 | × | プラスグレルは、エステラーゼによる加水分解とCYP3Aによる代謝によって**活性代謝物**となる。主にCYP2C19によって活性代謝物となるクロピドグレルよりも、薬効発現における個人差が**少ない**。 |
| 28 | ○ | 手術による大量出血を避けるため、クロピドグレルは通常、手術の**14**日以上前から休薬する。クロピドグレルの作用は**不可逆**的であり、休薬期間は**長く**とる必要がある。 |
| 29 | ○ | チカグレロルは、ADP結合部位とは異なる部位に結合してADP P2Y$_{12}$受容体を選択的かつ**可逆的**に遮断する。可逆的に作用するため、投与中止後、薬効の**消失**が速やかである。 |

30 ★★★ ☑☑☑ 消化管における内視鏡手術の際、抗血小板薬の休薬が困難な場合には、アスピリンもしくはシロスタゾールの単独投与が推奨される。

31 ★★★ ☑☑☑ 抗血小板薬は、動脈硬化を伴う血栓症に頻用される。

32 ★★★ ☑☑☑ ワルファリンは、アンチトロンビンⅢの作用を増強し、抗凝固作用を示す。

33 ★★★ ☑☑☑ ワルファリンは肝代謝型であり、半減期が長いため、手術の際は通常、手術の3～5日前から休薬する。

34 ★★★ ☑☑☑ ヘパリンは、内因性のトロンボモジュリンによる血液凝固因子の不活性化作用を促進する。

35 ★★★ ☑☑☑ ヘパリン投与後の出血症状には、プロタミンが奏功する。

36 ★★★ ☑☑☑ アンチトロンビンⅢは、ヘパリン存在下で血液凝固第Ⅹa因子とトロンビンを阻害する。

37 ★★★ ☑☑☑ ダルテパリンは、アンチトロンビン非依存的に血液凝固第Ⅹa因子を阻害する。

38 ★★★ ☑☑☑ ダルテパリンは、アンチトロンビンと複合体を形成して第Ⅹa因子よりもトロンビンを強く阻害する。

39 ★★★ ☑☑☑ ダナパロイドは、血液凝固第Ⅹa因子を阻害することなく、トロンビンを阻害する。

40 ★★★ ☑☑☑ フォンダパリヌクスは、アンチトロンビンⅢと複合体を形成し、第Ⅹa因子を選択的に阻害する。

41 ★★★ ☑☑☑ ダビガトランは、第Ⅹa因子に結合してその活性を阻害することで、プロトロンビンからトロンビンへの変換を抑制する。

42 ★★★ ☑☑☑ ダビガトランは、高度な腎機能障害のある患者には投与禁忌であり、また、吸湿性が高いために一包化ができない。

| | | |
|---|---|---|
| 30 | ○ | 消化管における内視鏡手術の際、抗血小板薬の休薬が困難な場合には、アスピリンもしくはシロスタゾールの単独投与が推奨される。他の抗血小板薬を併用している場合には、それらは休薬する。 |
| 31 | ○ | 抗血小板薬は、動脈硬化を伴う血栓、いわゆる白色血栓の形成抑制に頻用される。 |
| 32 | × | ヘパリンなどの記述である。ワルファリンは、ビタミンKへの拮抗、プロトロンビン合成阻害を介して抗凝固作用を示す。 |
| 33 | ○ | ワルファリンは肝代謝型であり、半減期が長いため、手術の際は通常、手術の3～5日前から休薬する。 |
| 34 | × | ヘパリンは、アンチトロンビンⅢの作用を増強し、強い抗トロンビン作用及び弱いXa因子阻害作用を示す。 |
| 35 | ○ | 塩基性のプロタミンと、酸性であるヘパリンによって複合体が形成され、ヘパリンの作用が失活する。 |
| 36 | ○ | アンチトロンビンⅢは、ヘパリン存在下で複合体を形成し、血液凝固第Ⅹa因子とトロンビンを阻害する。 |
| 37 | × | ダルテパリンは低分子ヘパリン製剤であり、アンチトロンビン依存的に、強い第Ⅹa因子阻害作用及び弱い抗トロンビン作用を現す。 |
| 38 | × | ダルテパリンは低分子ヘパリン製剤であり、アンチトロンビンと複合体を形成してトロンビンよりも第Ⅹa因子を強く阻害する。 |
| 39 | × | ダナパロイドは低分子ヘパリン製剤であり、アンチトロンビンと複合体を形成して、強い第Ⅹa因子阻害作用及び弱い抗トロンビン作用を現す。 |
| 40 | ○ | フォンダパリヌクスは、アンチトロンビンⅢと複合体を形成し、第Xa因子を選択的に阻害する。 |
| 41 | × | リバーロキサバンやエドキサバンの記述である。ダビガトランは、アンチトロンビンⅢに関与せず、直接的なトロンビン阻害作用を示す。 |
| 42 | ○ | ダビガトランは、高度な腎機能障害のある患者には投与禁忌であり、また、吸湿性が高いために一包化ができない。 |

**43** ★★★ ☑☑☑ アルガトロバンは、アンチトロンビン非依存的にトロンビンのセリンプロテアーゼ活性を可逆的に阻害する。

**44** ★★★ ☑☑☑ アルガトロバンは、プロスタノイドIP受容体を刺激し、血小板凝集を阻害する。

**45** ★★ ☑☑☑ ナファモスタットは、プラスミンを阻害することなく、トロンビンを阻害する。

**46** ★★ ☑☑☑ ガベキサートは、セリンプロテアーゼを阻害することで、自己免疫性溶血性貧血を改善する。

**47** ★★★ ☑☑☑ リバーロキサバンは、直接的にトロンビンに結合して、トロンビンの活性を抑制する。

**48** ★★ ☑☑☑ トロンボモデュリン アルファは、トロンビン依存的に活性化プロテインCの産生を促進する。

**49** ★★ ☑☑☑ トロンボモデュリン アルファは、プロトロンビンに結合してプロテインCを活性化する。

**50** ★★★ ☑☑☑ ウロキナーゼは、フィノブリノーゲンに強く結合し、フィブリンの生成を抑制する。

**51** ★★★ ☑☑☑ ウロキナーゼは、フィブリンに対する親和性が高く、血栓上でプラスミノーゲンをプラスミンに変換する。

**52** ★★★ ☑☑☑ アルテプラーゼは、選択的に循環血中のプラスミノーゲンを活性化し、血栓溶解を促進する。

**53** ★ ☑☑☑ アルテプラーゼは、$\alpha_2$プラスミンインヒビターによる不活性化を受けやすい。

**54** ★★★ ☑☑☑ フィブリンの形成を阻害する抗凝固薬は、心房細動などに頻用される。

**43** ○ アルガトロバンは、アンチトロンビン非依存的に、トロンビンを直接阻害する。セリンプロテアーゼ≒トロンビンの理解でよい。

**44** × ベラプロストの記述である。アルガトロバンは、アンチトロンビン非依存的に、トロンビンを直接阻害する。

**45** × ナファモスタットは、タンパク質分解酵素阻害薬であり、トロンビンだけでなくプラスミンにも阻害作用が及ぶ。トロンビン阻害による抗凝固作用の方が強く現れる。

**46** × ガベキサートは、トロンビン及びセリンプロテアーゼを阻害するため、播種性血管内凝固症候群(DIC)の治療に用いられる。

**47** × リバーロキサバンは、直接的に第Xa因子に結合して、トロンビンの産生を抑制する。

**48** ○ トロンボモデュリン アルファは、トロンビンに結合してプロテインCを活性化し、トロンビン産生を抑制する。

**49** × トロンボモデュリン アルファは、トロンビンに結合してプロテインCを活性化し、トロンビン産生を抑制する。

**50** × ウロキナーゼはプラスミノーゲンを活性化し、プラスミンの産生量を増加させることで、血栓溶解作用を示す。

**51** × アルテプラーゼの記述である。ウロキナーゼは、フィブリンに対する親和性が低く、循環血中でプラスミノーゲンをプラスミンに変換する。

**52** × アルテプラーゼは、選択的に血栓上のプラスミノーゲンを活性化し、血栓溶解を促進する。

**53** × ウロキナーゼの記述である。$\alpha_2$プラスミンインヒビターは循環血中に存在し、プラスミンに拮抗的に作用する。アルテプラーゼは、血栓選択的に作用するため、$\alpha_2$プラスミンインヒビターによる影響は受けにくい。

**54** ○ ワルファリンやリバーロキサバンなどは、心房細動やエコノミークラス症候群により生じる静脈側の赤色血栓に頻用される。

# 10-2 止血薬

3択

1 ★★
トロンビンの説明として正しいのはどれか
a プラスミンのリシン結合部位に結合し、線溶系を抑制する。
b プロトロンビンを不活性化したものである。
c フィブリノーゲンからのフィブリンの合成を促進し、また血小板凝集促進作用も示す。

2 ★★
おとりXaとしてXa因子阻害薬と結合し、Xa因子阻害薬による過度の出血を抑制するのはどれか。
a トロンビン
b ヘモコアグラーゼ
c アンデキサネット アルファ

3 ★★★
トラネキサム酸の止血作用の機序はどれか。
a トロンビン阻害
b アンチトロンビンⅢ阻害
c プラスミン阻害

4 ★★★
止血作用を示すビタミンK製剤はどれか。
a トラネキサム酸
b カルバゾクロム
c フィトナジオン

正誤

5 ★★★
プロタミンは、ヘパリンと結合し、ヘパリンの抗凝固作用を消失させる。

6 ★★★
フィトナジオンは、プロトロンビンの生合成を阻害し、高プロトロンビン血症を改善する。

7 ★★
ヘモコアグラーゼは、ヘモグロビンと塩を形成し、止血作用を示す。

8 ★★★
トラネキサム酸は、プラスミンやプラスミノーゲンのフィブリンへの結合を促進し、血液凝固を引き起こす。

9 ★★
トラネキサム酸は、プラスミンのリシン結合部位に結合し、プラスミンによるフィブリンの分解を阻害する。

## 解答　止血薬

| | | |
|---|---|---|
| 1 | c | トロンビンは、プロトロンビンの活性化によって生まれる。フィブリノーゲンからのフィブリンの合成を促進し、また血小板凝集促進作用も示すことで止血を行う。トロンビンは、胃酸によって不活性化されるが、食道など胃よりも上部の消化管の出血においては、経口投与が可能である。プラスミンのリシン結合部位に結合し、線溶系を抑制するものにはトラネキサム酸がある。 |
| 2 | c | アンデキサネット アルファ は、おとりXaとしてXa因子阻害薬と結合し、Xa因子阻害薬による過度の出血を抑制する。 |
| 3 | c | トラネキサム酸は、抗プラスミン作用及び抗プラスミノーゲン作用によって、止血作用を示す。 |
| 4 | c | 止血作用を示すビタミンK製剤には、$K_1$製剤のフィトナジオンや、$K_2$製剤のメナテトレノンがある。 |
| 5 | ○ | プロタミンは、ヘパリンと複合体を形成し、ヘパリンの抗凝固作用を消失させる。 |
| 6 | × | フィトナジオンはビタミン$K_1$製剤であり、プロトロンビンの生合成を促進し、低プロトロンビン血症を改善する。 |
| 7 | × | 酸化セルロースの記述である。ヘモコアグラーゼは、トロンビン様作用により、フィブリン形成を促進する。血小板凝集阻害作用も有する。 |
| 8 | × | トラネキサム酸は、プラスミンによるフィブリンの分解を抑制することによって、止血作用を示す。 |
| 9 | ○ | トラネキサム酸は、プラスミンのリシン結合部位に結合し、プラスミンによるフィブリンの分解を阻害する。 |

**10** 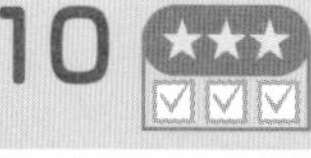

カルバゾクロムは、血管に作用して血管透過性を抑制し、血管抵抗性を高める。

**11**

エミシズマブは、第Ⅷa因子様の作用を示し、第Ⅹa因子の生成を促進させるため、血友病Bに用いられる。

## 10-3 貧血治療薬

3択

**1**

経口鉄剤の説明として正しいのはどれか。

a　服用中、便が白く着色することがある。
b　自覚症状の回復後は、速やかに服用を中止する。
c　悪心・嘔吐など、消化器系の副作用が懸念される

**2**

巨赤芽球性貧血に使用されるのはどれか。

a　ミリモスチム
b　シアノコバラミン
c　ピリドキサール

**3**

エリスロポエチン受容体を刺激して、腎性貧血に使用されるのはどれか。

a　ダルベポエチン アルファ
b　フィルグラスチム
c　メテノロン

**4**

好中球前駆細胞の分化・増殖を促進する顆粒球コロニー刺激因子(G-CSF)製剤はどれか。

a　ピリドキシン
b　エルトロンボパグ
c　フィルグラスチム

正誤

**5**

クエン酸第一鉄は、体内で欠乏した鉄を補充し、ヘモグロビンを増加させることで、鉄欠乏性貧血を改善する。

**6**

クエン酸第一鉄は、鉄欠乏性貧血患者において、血清鉄を増加させる。

| | | |
|---|---|---|
| 10 | ○ | カルバゾクロムは、血管に作用して血管透過性を抑制し、血管抵抗性を高める。凝固系や線溶系には関与しない。 |
| 11 | × | エミシズマブは、第Ⅷa因子様の作用を示し、第Ⅹa因子の生成を促進させるため、血友病Aに用いられる。血友病Aは第Ⅷ因子が、血友病Bは第Ⅸ因子が欠乏している。 |

## 解答　貧血治療薬

| | | |
|---|---|---|
| 1 | c | クエン酸第一鉄などの経口鉄剤の投与により便は黒色便となり、また、副作用では悪心・嘔吐などが現れることがある（副作用等で経口投与が難しい場合には、カルボキシマルトース第二鉄などによる静脈内投与が検討される）。ふらつきなどの自覚症状が回復しても、体内に十分な貯蔵鉄ができるまで（通常は6ヶ月以上）は投与を継続する。 |
| 2 | b | シアノコバラミンはビタミン$B_{12}$製剤であり、巨赤芽球性貧血に用いられる。 |
| 3 | a | ダルベポエチン アルファ は、エリスロポエチン受容体を刺激し、腎性貧血に使用される。 |
| 4 | c | フィルグラスチムは、好中球前駆細胞の分化・増殖を促進するG-CSF製剤であり、抗がん剤の投与に伴う好中球減少などに用いられる。 |
| 5 | ○ | クエン酸第一鉄は、体内で欠乏した鉄を補充し、ヘモグロビンを増加させることで、鉄欠乏性貧血を改善する。 |
| 6 | ○ | クエン酸第一鉄は、鉄欠乏性貧血患者において、まずは血清鉄を増加させ、継続投与によって貯蔵鉄も増加させる。 |

7 ★★ クエン酸第一鉄が内服できない場合に、カルボキシマルトース第二鉄の静脈内投与が検討される。

8 ★★★ メコバラミンは、造血組織におけるDNA合成を抑制することで、巨赤芽球性貧血を改善する。

9 ★★★ メコバラミンは、ヘム合成に必要なビタミン$B_6$の誘導体で、鉄芽球性貧血の治療に用いられる。

10 ★★★ メコバラミンは、胃切除後の患者において低下している食物からのビタミン$B_6$の吸収を促進し、巨赤芽球性貧血を改善する。

11 ★★ コバマミドは、低下したヘモグロビン合成を促進することで、鉄芽球性貧血を改善する。

12 ★★ 葉酸は、血漿中の鉄の造血組織への移行を促進することで、鉄芽球性貧血を改善する。

13 ★★ 葉酸は、胃粘膜からのビタミン$B_{12}$の吸収を促進するため、悪性貧血の治療に用いられる。

14 ★★★ エポエチン アルファは、赤芽球前駆細胞から赤血球への分化・増殖を促進するため、腎性貧血の治療に用いられる。

15 ★★ エポエチン アルファは、手術前の自己血貯血に用いられる。

16 ★★ ダルベポエチン アルファは、エポエチン アルファと比較して、持続的な赤血球造血作用を示す。

17 ★★ ダルベポエチン アルファは、エリスロポエチンの受容体に対する親和性を高める。

18 ★★ ダルベポエチン アルファは、血液粘稠度が上昇し、血栓塞栓症を誘発するおそれがある。

19 ★★ ダルベポエチン アルファの投与によって、血圧は降下する。

| | | |
|---|---|---|
| 7 | ○ | クエン酸第一鉄が内服できない場合に、カルボキシマルトース第二鉄の**静脈内**投与が検討される。**静脈**に投与する鉄剤は、経口鉄剤のような便の黒色化は**生じない**。 |
| 8 | × | メコバラミンは、造血組織におけるDNA合成を**促進**することで、巨赤芽球性貧血を改善する。 |
| 9 | × | **ピリドキサール**の記述である。メコバラミンは、ビタミン$B_{12}$製剤で、**巨赤芽球性**貧血の治療に用いられる。 |
| 10 | × | 胃切除後の患者は、食物からのビタミン$B_{12}$の吸収量が低下している。メコバラミンはビタミン$B_{12}$を補う目的で主に**注射**によって投与される。**巨赤芽球性**貧血を改善する。 |
| 11 | × | コバマミドは、補酵素型のビタミン$B_{12}$製剤であり、**巨赤芽球性**貧血や末梢神経障害に用いられる。 |
| 12 | × | **ピリドキサール**の記述である。葉酸は、造血組織におけるDNA合成を促進することで、**巨赤芽球性**貧血を改善する。 |
| 13 | × | 薬ではないが、**内因子**の特徴を示す記述である。また、悪性貧血は巨赤芽球性貧血のうち、**ビタミン$B_{12}$**が不足している状態であり、治療には葉酸ではなく**ビタミン$B_{12}$**製剤を用いる。 |
| 14 | ○ | エポエチン アルファは**エリスロポエチン**受容体を刺激し、赤芽球前駆細胞から赤血球への分化・増殖を促進するため、**腎性**貧血の治療に用いられる。 |
| 15 | ○ | エポエチン アルファは、手術前の**自己血貯血**に用いられる。手術中に**自己血**を輸血することで、他者の血液を使用せずに手術ができる。 |
| 16 | ○ | ダルベポエチン アルファは、エポエチン アルファと比較して、**持続的**な赤血球造血作用を示す。 |
| 17 | × | ダルベポエチン アルファは、エリスロポエチン受容体を**直接刺激**し、**腎性**貧血を改善する。 |
| 18 | ○ | ダルベポエチン アルファは、**血栓形成**や**血圧上昇**などの副作用が知られている。 |
| 19 | × | ダルベポエチン アルファの投与によって、血圧は**上昇**する。 |

20 ★★★ ☑☑☑ ロキサデュスタットは、低酸素誘導因子プロリン水酸化酵素(HIF-PH)を阻害し、HIFの分解量を減少させることで、エリスロポエチンの産生促進や鉄の吸収促進などの作用を示す。

21 ★★★ ☑☑☑ ロキサデュスタットは、経口投与が可能である。

22 ★★★ ☑☑☑ ピリドキシンは、体内で欠乏したビタミン$B_{12}$を補充し、DNA合成を促進することで、巨赤芽球性貧血を改善する。

23 ★★★ ☑☑☑ フィルグラスチムは、単球・マクロファージ系前駆細胞に作用し、その分化や増殖を促進することで、顆粒球減少症を改善する。

24 ★★★ ☑☑☑ ミリモスチムは、トロンボポエチン受容体を刺激し、血小板減少症を改善する。

25 ★★★ ☑☑☑ エルトロンボパグはトロンボポエチン受容体を刺激することで、血小板減少症を改善する。

**20** ○ ロキサデュスタットは、**HIF-PH**を阻害し、**HIF**の分解量を減少させることで、**エリスロポエチン**の産生促進や**鉄**の吸収促進などの作用を示す。

**21** ○ ロキサデュスタットが発売される以前は、**腎**性貧血の治療薬は**注射**剤しかなかった。ロキサデュスタットは、**経口**投与が可能で、患者のQOLへの寄与が大きい。

**22** × **シアノコバラミン**などの記述である。ピリドキシンは、ビタミン$B_6$製剤であり、**鉄芽球**性貧血の治療に用いられる。

**23** × フィルグラスチムは、**顆粒**球系前駆細胞からの**好中**球産生を促進し、**好中**球減少症を改善する。

**24** × **エルトロンボパグ**などの記述である。ミリモスチムは、**単球**・**マクロファージ**系前駆細胞に作用し、その分化や増殖を促進することで、**単球**の減少が顕著な**白血**球減少症に用いられる。

**25** ○ エルトロンボパグや**ロミプロスチム**は、トロンボポエチン受容体を**刺激**することで、巨核球及び骨髄前駆細胞の増殖・分化を促進させ、**血小板**減少症を改善する。

覚えてる？ **暗記で差がつく医薬品！**

・サルポグレラート（**5-HT$_2$**受容体遮断薬）
・チカグレロル（**ADP**受容体遮断薬）
・トロンボモデュリン アルファ（**プロテインC**活性化薬）
・アンデキサネット アルファ（第**Ⅹa**因子阻害薬**中和**薬）
・ヘモコアグラーゼ（**トロンビン**様薬）
・エミシズマブ（抗**Ⅸa/Ⅹ**因子抗体）
・コバマミド（ビタミン**B$_{12}$**）
・ロキサデュスタット（**HIF-PH**阻害薬）

# 第11章
# 眼に作用する薬

# 11-1 緑内障治療薬

3択

1 ★★★ シュレム管を開口させ、眼圧を低下させるものはどれか。
a チモロール
b ピロカルピン
c ブナゾシン

2 ★★ 眼房水の産生抑制により眼圧を下げる炭酸脱水酵素阻害薬はどれか。
a リパスジル
b ドルゾラミド
c ビマトプロスト

正誤

3 ★★★ ピロカルピンは、副交感神経興奮様症状を抑制し、眼圧を降下させる。

4 ★★★ ジスチグミンは、コリンエステラーゼを阻害し、瞳孔括約筋を収縮させる。

5 ★★★ ジスチグミンは、点眼により眼内のコリンエステラーゼを阻害し、眼房水の産生を抑制して眼圧を低下させる。

6 ★★★ ブナゾシンは、アドレナリン$\alpha_1$受容体を遮断し、ぶどう膜強膜流出路からの眼房水の排出を促進する。

7 ★★ ブリモニジンは、アドレナリン$\alpha_2$受容体を遮断して、眼房水の排出を促進する。

8 ★★ アプラクロニジンは、アドレナリン$\alpha_2$受容体を遮断して、ぶどう膜強膜からの房水流出を促進する。

9 ★★★ チモロールは、非選択的アドレナリン$\beta$受容体遮断薬であり、房水の産生を抑制する。

10 ★★★ チモロールは、アドレナリン$\beta_2$受容体遮断作用によって気管支喘息を悪化させる。

# 解答　緑内障治療薬

**1　b**
ピロカルピンは$M_3$受容体刺激により、毛様体筋を収縮させ、シュレム管の開口を介して眼房水の排出を促進させる。よって眼圧を低下させる。

**2　b**
ドルゾラミドやアセタゾラミドは、炭酸脱水酵素を阻害し、眼房水産生抑制により、眼圧を低下させる。

**3　×**
ピロカルピンは、副交感神経興奮様作用を示し、眼圧を降下させる。

**4　○**
ジスチグミンは、コリンエステラーゼを阻害することでアセチルコリンの分解を抑制し、瞳孔括約筋の$M_3$受容体が刺激されることで瞳孔括約筋を収縮させる。

**5　×**
ジスチグミンは、コリンエステラーゼを阻害することでアセチルコリンの分解を抑制し、毛様体筋の収縮、シュレム管の開口を介して眼房水の排出を促進させる。

**6　○**
ブナゾシンは、$\alpha_1$受容体を遮断し、ぶどう膜強膜流出路からの眼房水の排出を促進する。

**7　×**
ブリモニジンは、$\alpha_2$受容体を刺激して、眼房水の産生抑制及びぶどう膜強膜流出路からの排出促進などの作用を示す。

**8　×**
アプラクロニジンは、$\alpha_2$受容体を刺激して、眼房水の産生抑制及びぶどう膜強膜流出路からの排出促進などの作用を示す。

**9　○**
チモロールは非選択的アドレナリン$\beta$受容体遮断薬であり、$\beta_2$受容体遮断作用により、血管を収縮させ、房水産生を抑制するため、緑内障に用いられる。

**10　○**
チモロールは、$\beta_2$受容体遮断作用によって気管支喘息を悪化させる。

11 ★★★ ☑☑☑ ジピベフリンは、原発性狭隅角緑内障の治療に用いられる。

12 ★★★ ☑☑☑ リパスジルは、Rhoキナーゼを阻害して、シュレム管からの房水流出を促進する。

13 ★★★ ☑☑☑ ラタノプロストは、プロスタグランジン$F_{2\alpha}$受容体を刺激し、眼房水流出を促進する。

14 ★★★ ☑☑☑ ラタノプロストにより、虹彩や眼瞼への色素沈着が起こる。

15 ★★★ ☑☑☑ イソプロピル ウノプロストンは、瞳孔径に影響せず、眼房水の流出を促進する。

16 ★★★ ☑☑☑ アセタゾラミドは、毛様体の炭酸脱水酵素を活性化し、眼房水の産生を抑制する。

## 11-2 その他の眼に作用する薬

3択

1 ★★★ ☑☑☑ 白内障治療に使用され、水晶体タンパク質のジスルフィド結合を開裂させるものはどれか。

a ピレノキシン
b ジクアホソル
c グルタチオン

2 ★★★ ☑☑☑ 緑内障患者に投与禁忌のものはどれか。

a トロピカミド
b ジスチグミン
c カルテオロール

**11** × ジピベフリンは、アドレナリンのプロドラッグであり、血管収縮作用を介して、眼房水の産生を抑制する。開放隅角緑内障の治療には用いられるが、狭隅角緑内障患者へは閉塞隅角緑内障の発症につながるおそれがあるため、投与禁忌である。

**12** ○ リパスジルは、Rhoキナーゼを阻害して、シュレム管内皮細胞へ房水を移動させることで、シュレム管からの房水流出を促進する。

**13** ○ ラタノプロストは、$PGF_{2\alpha}$受容体を刺激して、ぶどう膜強膜流出経路からの眼房水の排出を促進する。

**14** ○ ラタノプロストにより、虹彩や眼瞼への色素沈着が起こる。入浴前の点眼や、点眼後の洗顔によって、色素沈着を予防する。

**15** ○ 瞳孔径は瞳孔括約筋の$M_3$受容体（刺激により縮瞳）や、瞳孔散大筋の$\alpha_1$受容体（刺激により散瞳）への作用によって変化する。イソプロピル ウノプロストンは、PG系であり、これらの受容体に関与しない。イソプロピル ウノプロストンには、BKチャネル活性化による眼房水排出促進作用があると考えられている。

**16** × アセタゾラミドは、炭酸脱水酵素を阻害し、眼房水産生抑制により、眼圧を低下させる。

## 解答 その他の眼に作用する薬

**1** c グルタチオンは水晶体内のタンパク質のジスルフィド結合を開裂させて、白内障の進行および発症を抑制する。

**2** a トロピカミドやホマトロピン、シクロペントラートなどの抗コリン薬は眼圧を上昇させるため、緑内障患者へは投与禁忌である。

3 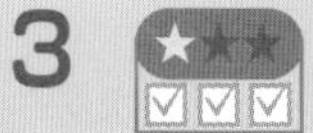 角膜上皮細胞の増殖及びムチンの産生を促進することにより、ドライアイを改善するのはどれか。

a レバミピド
b テプレノン
c アズレン

4 ★★★ ☑☑☑ 散瞳薬として用いられるのはどれか。

a フェニレフリン
b ピロカルピン
c ジスチグミン

正誤

5 ★★★ ☑☑☑ ピレノキシンは、タンパク質とキノン体の解離を阻害し、水晶体タンパク質の変性を防止する。

6 ★★★ ☑☑☑ トロピカミドは、瞳孔括約筋のアセチルコリン$M_3$受容体を刺激し、縮瞳を起こす。

7 ★★★ ☑☑☑ シクロペントラートは、ムスカリン性アセチルコリン受容体を遮断し、瞳孔を散大させる。

8 ★★★ ☑☑☑ ラニビズマブは、血管内皮増殖因子（VEGF）の働きを抑制し、脈絡膜の血管新生を抑制する。

9 ★★★ ☑☑☑ アフリベルセプトは、VEGFに対しておとりレセプターとして作用し、加齢黄斑変性症の進行を抑制する。

10 ★★★ ☑☑☑ ジクアホソルはP2Y$_2$受容体に作用して、水分とムチンの分泌を促進しドライアイを改善する。

| | | |
|---|---|---|
| 3 | a | レバミピドは点眼により、角膜上皮細胞の増殖及びムチンの産生を促進することにより、ドライアイを改善する。レバミピドは経口投与でも用いられ、その場合は、胃粘膜の保護や胃粘膜の血流増加などの作用を示す。 |
| 4 | a | フェニレフリンは、$\alpha_1$受容体刺激作用によって瞳孔散大筋を収縮させ、散瞳を起こす。ピロカルピンやジスチグミンは、副交感神経興奮様作用を示すため、瞳孔括約筋を収縮させ、縮瞳を起こす。 |
| 5 | × | ピレノキシンは、タンパク質とキノン体の結合を阻害し、水晶体タンパク質の変性、白濁を防止する。 |
| 6 | × | トロピカミドは、瞳孔括約筋の$M_3$受容体を遮断し、散瞳を起こす。 |
| 7 | ○ | シクロペントラートは、瞳孔括約筋の$M_3$受容体を遮断し、散瞳を起こす。 |
| 8 | ○ | ラニビズマブは、VEGFに対するモノクローナル抗体であり、VEGFによる脈絡膜での血管新生を抑制する。脆く、出血を起こしやすい新生血管の形成を阻害することで、加齢黄斑変性症の進行を抑制する。 |
| 9 | ○ | アフリベルセプトは、VEGFに対しておとりレセプターとして作用し、VEGFによる脈絡膜での血管新生を抑制する。加齢黄斑変性症の進行を抑制する。 |
| 10 | ○ | ジクアホソルは結膜細胞の$P2Y_2$受容体を刺激し、水分とムチンの分泌を促進しドライアイを改善する。 |

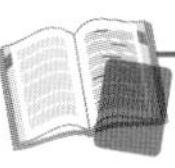

覚えてる？ **暗記で差がつく医薬品！**

・ブリモニジン（$\alpha_2$受容体刺激薬）
・リパスジル（**Rhoキナーゼ**阻害薬）
・ラニビズマブ（抗**VEGF**抗体）
・アフリベルセプト（抗**VEGF**おとり受容体）

# 第12章

# 抗炎症薬

# 12-1 副腎皮質ステロイド薬

3択

1 ★★★ ☑☑☑ ヒドロコルチゾンの薬理作用はどれか。
a 血糖値の低下
b 胃酸分泌の亢進
c 免疫賦活

2 ★★ ☑☑☑ 糖質コルチコイド作用はどれか。
a $K^+$排泄
b $Na^+$再吸収
c 抗炎症

正誤

3 ★★ ☑☑☑ ヒドロコルチゾンは、転写因子NF-$\kappa$Bを抑制し、免疫抑制作用を示す。

4 ★★★ ☑☑☑ プレドニゾロンの長期にわたる投与は、満月様顔貌の原因となる。

5 ★★★ ☑☑☑ デキサメタゾンは、コルチゾールに比べて、糖質コルチコイド作用は強いが、鉱質コルチコイド作用は弱い。

6 ★★★ ☑☑☑ 副腎皮質ステロイド薬の急な減量や休薬は、リバウンド現象を招くことがある。

# 12-2 非ステロイド性抗炎症薬・解熱鎮痛薬

3択

1 ★★★ ☑☑☑ シクロオキシゲナーゼをアセチル化し、不可逆的に酵素活性を阻害する非ステロイド性抗炎症薬はどれか。
a アスピリン
b チアラミド
c ピロキシカム

## 解答 副腎皮質ステロイド薬

**1** b ヒドロコルチゾンは、血糖上昇、胃酸分泌の亢進、免疫抑制作用などを示す。

**2** c 糖質コルチコイド作用とは、抗炎症、免疫抑制、抗アレルギー、血糖上昇などの作用を指す。一方、鉱質コルチコイド作用は、尿細管における$Na^+$再吸収や $K^+$排泄、それに伴う血圧上昇などを指す。糖質コルチコイド≒副腎皮質ステロイド薬の理解で差し支えない。

**3** ○ ヒドロコルチゾンなどの糖質コルチコイドは、転写因子NF-κBを抑制し、抗炎症作用や免疫抑制作用などを示す。

**4** ○ プレドニゾロンなど、副腎皮質ステロイド薬の長期にわたる投与は、満月様顔貌の原因となる。満月様顔貌の出現は、服薬中止の理由とはならない。

**5** ○ デキサメタゾンなどの合成品は、天然品であるコルチゾールに比べて、主作用となる糖質コルチコイド作用は強いが、副作用となる鉱質コルチコイド作用は弱い。

**6** ○ 副腎皮質ステロイド薬の継続投与は、負のフィードバックにより、身体が本来持っているコルチゾール分泌能を低下させる。その状態で、急に減量や休薬を行った場合、すぐにはコルチゾールの分泌は回復せず、ショック状態を招くことがある。

## 解答 非ステロイド性抗炎症薬・解熱鎮痛薬

**1** a アスピリンは、シクロオキシゲナーゼをアセチル化し、不可逆的に酵素活性を阻害する。

**2** ★★★ ☑☑☑ インドメタシンの副作用である消化性潰瘍の発症機序として誤っているのはどれか。

a　胃蠕動運動の抑制

b　胃粘膜血流の低下

c　胃粘液分泌の抑制

**3** ★★★ ☑☑☑ シクロオキシゲナーゼ-1(COX-1)と比較してCOX-2に対する選択性が高く、胃腸障害が少ない非ステロイド性抗炎症薬はどれか。

a　エトドラク

b　スリンダク

c　ロキソプロフェン

正誤

**4** ★★★ ☑☑☑ アスピリンは、COX-2を選択的に阻害するため、胃粘膜刺激作用は弱いが、喘息発作を誘発することがある。

**5** ★★★ ☑☑☑ アスピリンは、シクロオキシゲナーゼ(COX)のセリン残基をメチル化し、酵素活性を不可逆的に阻害する。

**6** ★★★ ☑☑☑ アスピリンは、水痘やインフルエンザに感染している小児にライ(Reye)症候群を起こすことがある。

**7** ★★★ ☑☑☑ インドメタシンは、プロスタグランジン$E_2$の産生を抑制することで炎症による体温上昇を抑制する。

**8** ★★★ ☑☑☑ ジクロフェナクは、強い抗炎症作用を有するが、中枢性の副作用は極めて弱い。

**9** ★★★ ☑☑☑ ジクロフェナクは、COXをほとんど阻害することなく、鎮痛作用や抗炎症作用を示す。

**10** ★★★ ☑☑☑ ロキソプロフェンは、消化管障害の軽減を目的としたプロドラッグである。

**11** ★★★ ☑☑☑ ロキソプロフェンは、プロドラッグであり、アスピリンと比較して消化管障害を起こしにくい。

**12** ★★★ ☑☑☑ メロキシカムは、シクロオキシゲナーゼ2(COX-2)よりCOX-1に対して強い阻害作用を有し、胃腸障害を起こしやすい。

| | | |
|---|---|---|
| 2 | a | インドメタシンなどのNSAIDsは、胃粘膜血流の低下や胃粘液分泌の抑制によって、胃粘膜障害を引き起こす。蠕動運動には関与しない。 |
| 3 | a | エトドラク、メロキシカム、セレコキシブは、COX-1と比較してCOX-2に対する選択性が高く、胃腸障害が少ないNSAIDsである。 |
| 4 | × | アスピリンは、COX-1、COX-2を非選択的に阻害するため、胃粘膜障害や、喘息発作を誘発することがある。 |
| 5 | × | アスピリンは、COXのセリン残基をアセチル化し、酵素活性を不可逆的に阻害する。 |
| 6 | ○ | アスピリンは、水痘やインフルエンザに感染している小児にライ症候群という脳症を起こすことがある。 |
| 7 | ○ | インドメタシンは、$PGE_2$の産生を抑制することで炎症による体温上昇を抑制する。 |
| 8 | ○ | NSAIDsのうち、ふらつきなどの中枢性の副作用が懸念されるものにはインドメタシンがある。 |
| 9 | × | チアラミドの記述である。ジクロフェナクはCOX阻害により、作用を示す。 |
| 10 | ○ | ロキソプロフェン、スリンダク、アセメタシン、インドメタシン ファルネシルは、消化管障害の軽減を目的としたプロドラッグである。 |
| 11 | ○ | ロキソプロフェンは、プロドラッグであり、アスピリンと比較して消化管障害を起こしにくい。 |
| 12 | × | メロキシカムは、COX-1よりCOX-2に対して強い阻害作用を有し、胃腸障害を起こしにくい。 |

13 ★★★ セレコキシブは、シクロオキシゲナーゼ(COX)-2を選択的に阻害するため、血栓塞栓症のリスクは低い。

14 ★★★ セレコキシブは、COX-1とCOX-2に対し強い阻害作用を有し、心血管障害を起こしやすい。

15 ★★ フルルビプロフェンは、痙攣発作誘発のおそれがあるため、ノルフロキサシンとは併用禁忌である。

16 ★★ エスフルルビプロフェンは強力な抗炎症作用を示し、外用薬ではあるが、たとえ内服薬でも他のNSAIDsとは併用できない。

17 ★★★ メフェナム酸は、生体内で活性型に代謝され、COX-2を選択的に阻害する。

18 ★★★ メフェナム酸は、成人喘息患者の喘息発作を誘発することはない。

19 ★★★ チアラミドは、COX-1とCOX-2に対して強い阻害作用を示し、鎮痛作用や抗炎症作用を示す。

20 ★★ アセトアミノフェンは、COX-1及びCOX-2を阻害するため、消化管障害が多い。

**13** ×　セレコキシブは、COX-2を選択的に阻害するため、胃潰瘍のリスクは低いが、長期投与における心筋梗塞の発症数増加の報告があり血栓塞栓症のリスクは低いとはいえない。

**14** ×　セレコキシブは、COX-2を選択的に阻害するため、胃潰瘍のリスクは低いが、長期投与における心筋梗塞の発症数増加の報告があり血栓塞栓症のリスクは低いとはいえない。

**15** ○　フルルビプロフェンがノルフロキサシンの抗GABA作用を増大し、痙攣発作を誘発させるおそれがあるため、両者は併用禁忌である。

**16** ○　エスフルルビプロフェンは強力な抗炎症作用を示し、外用薬ではあるが、たとえ内服薬でも他のNSAIDsとは併用できない。

**17** ×　メフェナム酸はプロドラッグではなく、またCOXを非選択的に阻害する。

**18** ×　メフェナム酸はCOX阻害作用を示し、アスピリン同様、喘息発作を招くおそれがある。

**19** ×　チアラミドは、COXをほとんど阻害することなく、鎮痛作用や抗炎症作用を示す。塩基性NSAIDsという特徴を持つ。

**20** ×　アセトアミノフェンは、COX阻害ではなく、中枢神経に作用し、解熱などの作用を示す。

覚えてる？ **暗記で差がつくポイント！**

・アスピリンは**非可逆的**に作用する。
・**チアラミド**は数少ない塩基性抗炎症薬で、COX阻害作用は極めて弱い。
・インドメタシンの副作用を軽減したプロドラッグが**アセメタシン**と**インドメタシン ファルネシル**。
・その他プロドラッグは、**ロキソプロフェン**と**スリンダク**も覚えておこう！
・選択的COX-2阻害薬は、**エトドラク**、**メロキシカム**、**セレコキシブ**を覚えておこう！
・抗炎症薬は、副腎皮質ステロイド薬もNSAIDsも、ともに**消化性潰瘍**を起こすことがある！

# 第13章
# 免疫系に作用する薬

## 13-1 免疫抑制薬・増強薬

3択

1 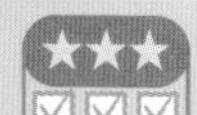
T細胞のカルシニューリンを阻害する免疫抑制薬はどれか。
a シクロホスファミド
b バシリキシマブ
c シクロスポリン

2 
アザチオプリンの免疫抑制作用の機序はどれか。
a ジヒドロ葉酸還元酵素の阻害
b ピリミジン合成経路の阻害
c プリン合成経路の阻害

3 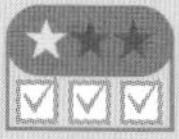
CD25に対する抗体製剤はどれか。
a ゴリムマブ
b リツキシマブ
c バシリキシマブ

正誤

4 
シクロスポリンは、抗原刺激によるB細胞の増殖反応を選択的に抑制し、臓器移植の際の拒絶反応を防止する。

5 シクロスポリンは、カルシニューリンを阻害して、T細胞におけるインターロイキン(IL)-2などのサイトカイン産生を抑制する。

6 シクロスポリンは、薬効の持続化を目的にピタバスタチンと併用される。

7 タクロリムスは、カルシニューリンを活性化し、インターロイキンなどのサイトカイン産生を抑制する。

8 タクロリムスは、イムノフィリンのうち、FKBP部に結合し、作用を示す。

9 
タクロリムスは浮腫改善のため、スピロノラクトンとの併用が推奨される。

# 解答　免疫抑制薬・増強薬

| | | |
|---|---|---|
| 1 | c | シクロスポリンは、T細胞のイムノフィリンのうち、シクロフィリンに結合し、カルシニューリンの活性化を阻害する。インターロイキン(IL)-2分泌を阻害し、免疫抑制作用を示す。 |
| 2 | c | アザチオプリンは、プリン塩基の合成を阻害して、リンパ球の増殖を抑制することで免疫を抑制する。 |
| 3 | c | バシリキシマブはCD25(IL-2受容体α鎖)に対して特異的な親和性を示し、IL-2のIL-2受容体に対する結合を阻害することで免疫を抑制する。腎移植後の拒絶反応の抑制に用いられる。 |
| 4 | × | シクロスポリンは、カルシニューリンを阻害して、T細胞におけるIL-2などのサイトカイン産生を抑制する。免疫抑制作用を示すので、臓器移植の際の拒絶反応の防止に用いられる。 |
| 5 | ○ | シクロスポリンは、カルシニューリンを阻害して、T細胞におけるIL-2などのサイトカイン産生を抑制する。 |
| 6 | × | シクロスポリンによって、ピタバスタチンの肝への取り込みが阻害される。両者の併用は禁忌であり、ピタバスタチンの血中濃度上昇や、それに伴う横紋筋融解症を招くことがある。 |
| 7 | × | タクロリムスは、T細胞のイムノフィリンのうち、FKBPに結合し、カルシニューリンの活性化を阻害する。IL-2分泌を阻害し、免疫抑制作用を示す。 |
| 8 | ○ | タクロリムスは、T細胞のイムノフィリンのうち、FKBPに結合し、カルシニューリンの活性化を阻害する。IL-2分泌を阻害し、免疫抑制作用を示す。 |
| 9 | × | タクロリムスとスピロノラクトンはともに、血清カリウム値を上昇させてしまうため、両者の併用には注意を要する。 |

**10** ★★★ アザチオプリンは、プリン塩基の合成を阻害して、リンパ球の増殖を抑制する。

**11** ★ ミゾリビンは、高分子核酸(DNA、RNA)に取り込まれることにより、免疫細胞の増殖を抑制する。

**12** ★★ グスペリムスは、細胞傷害性T細胞の増殖を抑制し、免疫抑制作用を示す。

**13** ★★★ シクロホスファミドは、アルキル化によりDNA合成を阻害し、リンパ球増殖を抑制する。

**14** ★★ バシリキシマブは、インターロイキン(IL)-2受容体に対するモノクローナル抗体で、T細胞の増殖・分化を抑制する。

**15** ★★★ 免疫抑制薬投与中は、不活化ワクチンの接種は行ってはならない。

**16** ★ テセロイキンは、インターロイキン(IL)-1受容体を刺激し、免疫増強作用を示す。

## 13-2 抗リウマチ薬

3択

**1** ★★★ 腫瘍壊死因子-α(TNF-α)と結合し、その作用を抑制するのはどれか。

a　インフリキシマブ
b　アバタセプト
c　ブシラミン

**2** ★★★ 腫瘍壊死因子-α(TNF-α)の作用を阻害するヒト型可溶性TNF受容体-Fc融合タンパク質の生物学的製剤はどれか。

a　シクロスポリン
b　インフリキシマブ
c　エタネルセプト

10 ○ アザチオプリンは、プリン塩基の合成を阻害して、リンパ球の増殖を抑制することで免疫を抑制する。

11 × ミゾリビンは、プリン塩基の合成を阻害するが、高分子には取り込まれない。

12 ○ グスペリムスは、細胞傷害性T細胞とB細胞の増殖を抑制し、細胞性及び体液性免疫の抑制作用を示す。

13 ○ シクロホスファミドは、アルキル化によりDNA合成を阻害し、リンパ球増殖を抑制する。よって免疫は抑制される。

14 ○ バシリキシマブは、IL-2受容体（CD25）に対するモノクローナル抗体で、T細胞の増殖・分化を抑制する。

15 × 免疫抑制薬投与中は、生ワクチンの接種は行ってはならない。

16 × テセロイキンは、IL-2受容体を刺激し、免疫増強作用を示す。

## 解答 抗リウマチ薬

1 a インフリキシマブは抗TNF-αモノクローナル抗体であり、TNF-αに特異的に結合することで、TNF-αとその受容体の結合を阻害する。

2 c エタネルセプトは、ヒト型可溶性TNF受容体-Fc融合タンパク質としてTNF-αに結合し、TNF-αによる炎症を抑制する。エタネルセプトは、TNF-αに対しておとりレセプター として作用する。

正誤

3 インターロイキン(IL)-6受容体に対するモノクローナル抗体はどれか。

a アダリムマブ

b トシリズマブ

c ゴリムマブ

4 メトトレキサートは、ジヒドロ葉酸還元酵素を阻害し、関節リウマチの際の過剰免疫を抑制する。

5 メトトレキサートは、キメラ型モノクローナル抗体製剤に対する中和抗体の産生を抑制する。

6 サラゾスルファピリジンは、T細胞及びマクロファージでのサイトカイン産生を抑制する。

7 金チオリンゴ酸ナトリウムは、白血球の貪食作用を促進し、炎症細胞を除去する。

8 オーラノフィンは、腫瘍壊死因子-α(TNF-α)と特異的に結合し、TNF-αの細胞膜受容体への結合を阻害する。

9 レフルノミドは、ピリミジン合成系を阻害し、リンパ球の増殖を抑制する。

10 メトトレキサート過敏症のある関節リウマチの患者には、代替薬としてサラゾスルファピリジンやレフルノミドが検討される。

11 ペニシラミンは、分子内にSH基を有し、リウマトイド因子などのジスルフィド結合を開裂させ、炎症反応を抑制する。

12 ペニシラミンは、分子内に2個のSH基を有し、リウマトイド因子のジスルフィド結合の開裂を抑制する。

13 トファシチニブは、ヤヌスキナーゼ(JAK)を阻害し、過剰な免疫反応を抑制する。

14 トシリズマブは、ヒト型可溶性TNFⅡ型受容体-Fc融合タンパク質で、TNFの作用を抑制する。

| | | |
|---|---|---|
| 3 | b | トシリズマブやサリルマブは、抗IL-6受容体モノクローナル抗体であり、IL-6による炎症を抑制する。 |
| 4 | ○ | メトトレキサートは、ジヒドロ葉酸還元酵素を阻害し、活性型であるテトラヒドロ葉酸の合成を阻害することで、関節リウマチの際の過剰免疫を抑制する。 |
| 5 | ○ | メトトレキサートは、キメラ型モノクローナル抗体製剤であるインフリキシマブに対する中和抗体の産生を抑制する。 |
| 6 | ○ | サラゾスルファピリジンは、T細胞及びマクロファージでのサイトカイン産生を抑制する。 |
| 7 | × | 金チオリンゴ酸ナトリウムは、白血球の貪食作用の抑制などにより、免疫を低下させる。 |
| 8 | × | インフリキシマブやエタネルセプトの記述である。オーラノフィンは、リウマトイド因子の産生抑制や、抗炎症などの作用を示す。 |
| 9 | ○ | レフルノミドは、ピリミジン合成系を阻害し、リンパ球の増殖を抑制することで、過剰免疫による反応を抑制する。 |
| 10 | ○ | メトトレキサート過敏症のある関節リウマチの患者には、代替薬としてまずはサラゾスルファピリジンやレフルノミドが検討される。治療開始時には抗体製剤は使用しない。 |
| 11 | ○ | ペニシラミンやブシラミンは、分子内にSH基を有し、リウマトイド因子などのジスルフィド結合を開裂させ、炎症反応を抑制する。 |
| 12 | × | ブシラミンの記述である。ペニシラミンは、分子内にSH基を1個有する。 |
| 13 | ○ | トファシチニブはJAKを阻害することで、TNF-αやIL-6による炎症を抑制する。 |
| 14 | × | エタネルセプトの記述である。トシリズマブは、抗IL-6受容体モノクローナル抗体であり、IL-6による炎症の惹起を抑制する。 |

15 ★★★ インフリキシマブは、キメラ型抗ヒトTNF-αモノクローナル抗体で、TNF-αの受容体への結合を阻害する。

16 ★★ インフリキシマブ投与によりinfusion reactionが認められた場合は、併用しているメトトレキサートを増量する。

17 ★★ アダリムマブは、ヒト型抗ヒトTNF-αモノクローナル抗体で、メトトレキサートとの併用は義務付けられていない。

18 ★★★ エタネルセプトは、ヤヌスキナーゼを阻害して、サイトカイン受容体を介した細胞内情報伝達を阻害する。

19 ★★★ エタネルセプトは、腫瘍壊死因子-α(TNF-α)と結合し、その働きを抑制する。

20 ★★★ アバタセプトは、抗原提示細胞のCD80/CD86と結合し、CD28を介した共刺激シグナルを阻害する。

21 ★ イグラチモドは、NF-κBの活性化作用を持ち、ワルファリンとは併用禁忌である。

## 13-3 抗アレルギー薬

3択

1 ★★★ ヒスタミン$H_1$受容体遮断作用を持たないケミカルメディエーター遊離抑制薬はどれか。

a クロルフェニラミン
b クロモグリク酸
c ケトチフェン

2 ★★ ヒスタミン$H_1$受容体遮断作用を有する抗アレルギー薬はどれか。

a ジフェンヒドラミン
b ザフィルルカスト
c ラマトロバン

| | | |
|---|---|---|
| 15 | ○ | インフリキシマブは、キメラ型抗ヒトTNF-αモノクローナル抗体で、TNF-αの受容体への結合を阻害する。メトトレキサートと併用される。 |
| 16 | × | インフリキシマブ投与によりinfusion reactionが認められた場合は、投与の中止などで対応する。 |
| 17 | ○ | アダリムマブは、ヒト型抗ヒトTNF-αモノクローナル抗体で、メトトレキサートとの併用は義務付けられていない。 |
| 18 | × | トファシチニブの記述である。エタネルセプトは、おとりレセプターとしてTNF-αに結合し、TNF-αによる炎症の惹起を抑制する。 |
| 19 | ○ | エタネルセプトは、おとりレセプターとしてTNF-αに結合し、TNF-αによる炎症の惹起を抑制する。 |
| 20 | ○ | アバタセプトは、抗原提示細胞のCD80/CD86とCD28よりも強い結合性を示し、CD28を介した免疫反応や炎症を阻害する。 |
| 21 | × | イグラチモドは、NF-κBの活性化を阻害し、出血傾向を増強させるため、ワルファリンとは併用禁忌である。 |

## 解答　抗アレルギー薬

| | | |
|---|---|---|
| 1 | b | クロモグリク酸、トラニラスト、アンレキサノクスは、$H_1$受容体遮断作用を持たないケミカルメディエーター遊離抑制薬である。 |
| 2 | a | ジフェンヒドラミンは、$H_1$受容体遮断作用を有する抗アレルギー薬である。中枢に作用し、強い眠気を生じることから、催眠薬としても使用される。 |

**3** ★★★ ☑☑☑
エピナスチンの作用機序はどれか。
a ヒスタミン$H_1$受容体遮断
b トロンボキサン$A_2$合成阻害
c プロスタグランジン$E_2$合成阻害

**4** ★★★ ☑☑☑
プロスタノイドTP受容体を遮断することで、抗アレルギー作用を示すのはどれか。
a オザグレル
b セラトロダスト
c メキタジン

**5** ★★★ ☑☑☑
モンテルカストの抗アレルギー作用の機序はどれか。
a ヒスタミン$H_1$受容体遮断
b トロンボキサン合成酵素阻害
c ロイコトリエン受容体遮断

正誤

**6** ★★★ ☑☑☑
クロモグリク酸は、ヒスタミン$H_1$受容体を遮断し、抗アレルギー作用を示す。

**7** ★★★ ☑☑☑
クロモグリク酸は、肥満細胞からのケミカルメディエーターの遊離を抑制し、Ⅰ型アレルギー反応を抑制する。

**8** ★★★ ☑☑☑
トラニラストは、ヒスタミン$H_1$受容体を遮断して、アレルギー性鼻炎を改善する。

**9** ★★★ ☑☑☑
アンレキサノクスは、肥満細胞からのケミカルメディエーター遊離を抑制する。

**10** ★★★ ☑☑☑
ジフェンヒドラミンは、ヒスタミン$H_1$受容体を遮断し、アレルギー症状以外に動揺病(乗り物酔い)に用いられる。

**11** ★★★ ☑☑☑
クロルフェニラミンは、5-リポキシゲナーゼを阻害し、気管支平滑筋の収縮を抑制する。

**12** ★★★ ☑☑☑
プロメタジンは、迷走神経終末のドパミン$D_2$受容体を遮断することで制吐作用を示す。

**13** ★★★ ☑☑☑
アゼラスチンは、肥満細胞からのヒスタミンおよびロイコトリエン類の遊離を抑制する。

| | | |
|---|---|---|
| 3 | a | エピナスチンは、$H_1$受容体遮断及びケミカルメディエーター遊離抑制作用を示す抗アレルギー薬である。 |
| 4 | b | セラトロダストは、$TXA_2$受容体を遮断する。$TXA_2$受容体はプロスタノイドTP受容体ともいう。 |
| 5 | c | モンテルカストは、ロイコトリエン受容体を遮断し、抗アレルギー作用を示す。 |
| 6 | × | クロモグリク酸、トラニラスト、アンレキサノクスは、$H_1$受容体遮断作用を持たないケミカルメディエーター遊離抑制薬である。 |
| 7 | ○ | クロモグリク酸は、肥満細胞からのケミカルメディエーターの遊離を抑制し、Ⅰ型アレルギー反応を抑制する。 |
| 8 | × | トラニラストは、肥満細胞からのケミカルメディエーターの遊離を抑制し、Ⅰ型アレルギー反応を抑制する。 |
| 9 | ○ | アンレキサノクスは、肥満細胞からのケミカルメディエーターの遊離を抑制し、Ⅰ型アレルギー反応を抑制する。 |
| 10 | ○ | ジフェンヒドラミンは、嘔吐中枢の$H_1$受容体を遮断し、アレルギー症状以外に動揺病(乗り物酔い)に用いられる。 |
| 11 | × | アゼラスチンやオキサトミドの記述である。クロルフェニラミンは、$H_1$受容体を遮断して、Ⅰ型アレルギー反応を抑制する。 |
| 12 | × | プロメタジンは、嘔吐中枢の$H_1$受容体を遮断することで制吐作用を示す。 |
| 13 | ○ | アゼラスチンは、$H_1$受容体遮断作用を持つケミカルメディエーター遊離抑制薬である。5-リポキシゲナーゼ阻害によるロイコトリエン合成阻害作用も示す。 |

14 ★★★ ケトチフェンは、トロンボキサン合成酵素を阻害する。

15 ★★ オロパタジンは、血液-脳関門を通過しやすいので、抗アレルギー作用のほかに強力な鎮静作用を示す。

16 ★★ セチリジン、レボセチリジンは肝障害のある患者には投与禁忌である。

17 ★★★ フェキソフェナジンは、ヒスタミン$H_1$受容体遮断作用及びケミカルメディエーター遊離抑制作用により、抗アレルギー作用を示す。

18 ★★ ロラタジンによって現れる眠気は極めて強く、服用中、車の運転は行わない。

19 ★★ ビラスチンは、食後投与によって作用が増強するため、空腹時に投与する。

20 ★ エメダスチンには貼付型の製剤があり、貼付部位に紅斑が現れることがある。

21 ★★★ オザグレルは、Th2サイトカインの産生を抑制して、鎮痒効果を示す。

22 ★★★ セラトロダストは、トロンボキサン$A_2$(プロスタノイドTP)受容体を遮断して、気道過敏症の亢進を抑制する。

23 ★ ラマトロバンは、プロスタノイドTP受容体を遮断する。

24 ★★★ プランルカストは、ロイコトリエン受容体を遮断して、気管支喘息の発作を予防する。

25 ★★★ モンテルカストは、ロイコトリエン受容体遮断薬であり、気管支喘息に有効である。

26 ★ イブジラストは、ロイコトリエン受容体遮断やロイコトリエン遊離抑制作用を示すが、ヒスタミンに起因する蕁麻疹は抑制できない。

27 ★★★ スプラタストは、IgEに結合し、肥満細胞からのケミカルメディエーターの遊離を抑制する。

28 ★★★ スプラタストは、インターロイキン-4やインターロイキン-5の産生を抑制し、IgEの産生を抑制する。

| | | |
|---|---|---|
| 14 | × | オザグレルの記述である。ケトチフェンは、$H_1$受容体遮断作用を持つケミカルメディエーター遊離抑制薬である。 |
| 15 | × | オロパタジンは、血液-脳関門を通過しにくいので、鎮静作用や眠気などの副作用は弱い。 |
| 16 | × | セチリジン、レボセチリジンは腎排泄により消失するため、重度の腎障害のある患者には投与禁忌である。 |
| 17 | ○ | フェキソフェナジンは、$H_1$受容体遮断作用及びケミカルメディエーター 遊離抑制作用により、抗アレルギー作用を示す。 |
| 18 | × | ロラタジンやフェキソフェナジンによって現れる眠気は非常に弱く、通常、運転禁止などの指示は必要としない。 |
| 19 | × | ビラスチンは、食後投与によって作用が減弱するため、空腹時に投与する。 |
| 20 | ○ | エメダスチンには貼付型の製剤があり、貼付部位に紅斑が現れることがある。 |
| 21 | × | スプラタストの記述である。オザグレルは$TXA_2$合成酵素を阻害する。 |
| 22 | ○ | セラトロダストは、$TXA_2$（プロスタノイドTP）受容体を遮断して、気道過敏症の亢進を抑制する。 |
| 23 | ○ | ラマトロバンは、$TXA_2$受容体を遮断する。$TXA_2$受容体はプロスタノイドTP受容体ともいう。 |
| 24 | ○ | プランルカストは、ロイコトリエン受容体を遮断して、気管支喘息の発作を予防する。 |
| 25 | ○ | モンテルカストは、ロイコトリエン受容体遮断薬であり、気管支喘息に有効である。 |
| 26 | ○ | イブジラストは、ロイコトリエン受容体遮断やロイコトリエン遊離抑制作用を示すが、ヒスタミンに起因する蕁麻疹は抑制できない。 |
| 27 | × | オマリズマブの記述である。スプラタストは、IL-4やIL-5の産生を抑制し。IgEの産生を抑制する。 |
| 28 | ○ | スプラタストは、IL-4やIL-5の産生を抑制し、IgEの産生を抑制する。 |

覚えてる？ **暗記で差がつく医薬品！**

- ペニシラミン（**ジスルフィド**結合開裂薬）
- トファシチニブ（**JAK**阻害薬）
- アバタセプト（抗**CD80/86**抗体）
- ビラスチン（$H_1$受容体遮断薬）
- スプラタスト（**IL-4,5**分泌阻害薬）

# 第14章

# 感染症の薬

# 14-1 抗細菌薬

3択

**1** アンピシリンによる抗菌作用の標的はどれか。

a　DNA依存性RNAポリメラーゼ
b　リボソーム50Sサブユニット
c　トランスペプチダーゼ

**2** セファゾリンの抗菌作用の機序はどれか。

a　DNA複製阻害
b　細胞膜合成阻害
c　細胞壁合成阻害

**3** ゲンタマイシンの作用機序はどれか。

a　葉酸合成阻害
b　タンパク質合成阻害
c　DNAからRNAへの転写阻害

**4** 細菌のリボソーム30Sサブユニットに結合して、タンパク質合成を阻害する抗菌薬はどれか。

a　リネゾリド
b　エリスロマイシン
c　ストレプトマイシン

**5** ストレプトマイシンの主な副作用はどれか。

a　視神経障害
b　内耳神経障害
c　嗅神経障害

正誤

**6** アモキシシリンは、細菌のトランスペプチダーゼを阻害し、細胞壁合成を阻害する。

**7** アモキシシリンは、ペニシリン結合タンパク質(PBP)に結合し、作用を示す。

**8**  アモキシシリンは、ピロリ菌の一次除菌と二次除菌の両方に用いられる。

## 解答 抗細菌薬

**1** c β-ラクタム系抗菌薬にはペニシリン系、セフェム系、カルバペネム系などがあり、アンピシリンは、ペニシリン系の抗菌薬である。ペニシリン結合タンパク質(PBP)に結合し、トランスペプチダーゼを阻害することで、細胞壁合成を阻害する。

**2** c セファゾリンはセフェム系の抗菌薬であり、ペニシリン結合タンパク質(PBP)に結合し、トランスペプチダーゼを阻害することで、細胞壁合成を阻害する。

**3** b ゲンタマイシンは、アミノグリコシド系の抗菌薬である。細菌の70Sリボソームのうち、30Sリボソームに結合し、タンパク質合成を阻害する。

**4** c ストレプトマイシンは、アミノグリコシド系の抗菌薬である。細菌の70Sリボソームのうち、30Sリボソームに結合し、タンパク質合成を阻害する。

**5** b ストレプトマイシンは、アミノグリコシド系の抗菌薬である。主な副作用に、第Ⅷ脳神経(内耳神経)障害による聴覚障害や、腎障害がある。視神経障害を起こすのは、抗結核薬のエタンブトールである。

**6** ○ アモキシシリンはペニシリン系の抗菌薬であり、細菌のトランスペプチダーゼを阻害し、細胞壁合成を阻害する。

**7** ○ アモキシシリンは、ペニシリン系の抗菌薬である。PBPに結合し、トランスペプチダーゼを阻害することで、細胞壁合成を阻害する。

**8** ○ ピロリ菌の除菌では、一次除菌にはプロトンポンプ阻害薬+アモキシシリン+クラリスロマイシンを、二次除菌ではプロトンポンプ阻害薬+アモキシシリン+メトロニダゾールを用いる。

9 ★★★ アンピシリンは、ペプチドグリカン前駆体のペプチジル-D-アラニンに結合し、細胞壁合成を阻害する。

10 ★★★ セファゾリンは、ミコール酸の生合成を阻害することで結核菌に対して抗菌作用を示す。

11 ★★★ β-ラクタム環を開裂するセファロスポリナーゼを産生する細菌は、セファレキシンに対する耐性を示す。

12 ★★ セフメタゾールは、ジスルフィラム様作用を有するので、投与期間中に飲酒すると血中アセトアルデヒド濃度が上昇しやすくなる。

13 ★★ セフォタキシムは、セファロスポリナーゼを不可逆的に阻害し、β-ラクタム系抗菌薬の治療効果を高める。

14 ★★ イミペネムは、UDP-N-アセチルムラミン酸の合成を阻害する。

15 ★★ イミペネムは、シラスタチンとの合剤で使用される。

16 ★★ メロペネムは、腎尿細管に存在するデヒドロペプチダーゼ(DHP)-Ⅰにより分解され、その分解物が腎毒性を引き起こす。

17 ★★ スルバクタムは、緑膿菌に対して強い抗菌活性を示すが、セファロスポリナーゼによって容易に分解される。

18 ★★★ バンコマイシンは、DNAジャイレースを阻害し、細菌のRNA合成を抑制する。

| | | |
|---|---|---|
| 9 | × | バンコマイシンやテイコプラニンの記述である。アンピシリンはトランスペプチダーゼ阻害による細胞壁合成阻害作用を示す。 |
| 10 | × | イソニアジドの記述である。セファゾリンはトランスペプチダーゼ阻害による細胞壁合成阻害作用を示す。 |
| 11 | ○ | セファレキシンは第一世代のセフェム系抗菌薬である（セフ「ァ」～…は第一世代！）。第一世代のものは、細菌が産生するセファロスポリナーゼ（β-ラクタマーゼの1つ）によって化学構造が破壊され、抗菌作用が消失する。よって、セファロスポリナーゼを産生する細菌は、セファレキシンに対して耐性を示す（セファレキシンが効かない）といえる。 |
| 12 | ○ | セフメタゾールは、嫌酒薬であるジスルフィラムと同様の作用を有するので、投与期間中に飲酒すると血中アセトアルデヒド濃度が上昇し、悪心・嘔吐や頭痛など、いわゆる二日酔いといわれる症状が出現する。 |
| 13 | × | スルバクタムなどβ-ラクタマーゼ阻害薬の記述である。セフォタキシムは、第三世代のセフェム系抗菌薬であり、セファロスポリナーゼによる分解を受けない。 |
| 14 | × | ホスホマイシンの記述である。イミペネムは、細菌のトランスペプチダーゼを阻害し、細胞壁合成を阻害する。 |
| 15 | ○ | デヒドロペプチダーゼ（DHP）-Ⅰによる分解と、分解物による腎障害を防ぐため、イミペネムはDHP-Ⅰ阻害薬であるシラスタチンとの合剤で用いられる。 |
| 16 | × | イミペネムの記述である。DHP-Ⅰによる分解と、分解物による腎障害を防ぐため、イミペネムはDHP-Ⅰ阻害薬であるシラスタチンとの合剤が用いられる。メロペネムはDHP-Ⅰによる分解を受けにくく単剤で用いられる。 |
| 17 | × | スルバクタムは、β-ラクタマーゼであるセファロスポリナーゼなどの阻害作用を示すが、菌を直接攻撃する作用（抗菌活性）は持たない。 |
| 18 | × | レボフロキサシンなどニューキノロン系抗菌薬の記述である。バンコマイシンは、ペプチドグリカン前駆体のペプチジル-D-アラニン（D-アラニル-D-アラニン）に結合し、細胞壁合成を阻害する。 |

19 ★★★ ☑☑☑ バンコマイシンは、ペプチドグリカン末端に結合し、細胞壁の合成を阻害する。

20 ★★★ ☑☑☑ バンコマイシンは、細胞壁前駆体である直鎖状ペプチドグリカン末端のD-アラニル-D-アラニンと結合し、細胞壁の合成を阻害する。

21 ★★ ☑☑☑ テイコプラニンは、リボソームの50Sサブユニットに結合し、タンパク質の合成を阻害する。

22 ★★ ☑☑☑ ホスホマイシンは、細菌のリボソーム30Sサブユニットに作用し、アミノアシルtRNAとリボソームの結合を阻害する。

23 ★ ☑☑☑ ダプトマイシンは、細菌のトランスペプチダーゼを阻害し、細胞壁合成を阻害する。

24 ★★★ ☑☑☑ アルベカシンは、細菌のリボソーム30Sサブユニットに結合し、タンパク質の合成を阻害する。

25 ★★ ☑☑☑ クラリスロマイシンは、タンパク質の合成を阻害し、ピロリ菌の二次除菌の際に用いられる。

26 ★ ☑☑☑ クラリスロマイシンには、QT延長の副作用があり、不整脈患者への使用は注意を要する。

27 ★★ ☑☑☑ クラリスロマイシンはCYP3Aを阻害し、スボレキサントとは併用禁忌である。

28 ★★★ ☑☑☑ エリスロマイシンは、DNA依存性RNAポリメラーゼを阻害し、細菌のDNA複製を阻害する。

| | | |
|---|---|---|
| 19 | ○ | バンコマイシンは、細胞壁前駆体のペプチドグリカン末端（D-アラニル-D-アラニン）に結合し、細胞壁の合成を阻害する。 |
| 20 | ○ | バンコマイシンは、細胞壁前駆体である直鎖状ペプチドグリカン末端のD-アラニル-D-アラニンと結合し、細胞壁の合成を阻害する。 |
| 21 | × | クロラムフェニコール系やマクロライド系抗菌薬の記述である。テイコプラニンは、細胞壁前駆体である直鎖状ペプチドグリカン末端のD-アラニル-D-アラニンと結合し、細胞壁の合成を阻害する。 |
| 22 | × | アミノグリコシド系やテトラサイクリン系抗菌薬の記述である。ホスホマイシンは、細胞壁ペプチドグリカン合成初期段階のUDPサイクルを阻害し、細菌の細胞壁合成を阻害する。 |
| 23 | × | ダプトマイシンは細菌の細胞膜に結合し、脱分極を生じた後に、その膜電位を消失させることで、膜機能障害を引き起こす。MRSAによる感染症に用いられる。 |
| 24 | ○ | アルベカシンは、アミノグリコシド系の抗菌薬である。細菌の70Sリボソームのうち、30Sリボソームに結合し、タンパク質合成を阻害する。 |
| 25 | × | クラリスロマイシンは、タンパク質の合成を阻害し、ピロリ菌の一次除菌の際に用いられる。一次除菌にはプロトンポンプ阻害薬＋アモキシシリン＋クラリスロマイシンを、二次除菌ではプロトンポンプ阻害薬＋アモキシシリン＋メトロニダゾールを用いる。 |
| 26 | ○ | クラリスロマイシンには、QT延長や心室頻拍の副作用があり、不整脈患者への使用は注意を要する。 |
| 27 | ○ | クラリスロマイシンはCYP3Aを阻害し、併用薬の血中濃度上昇を招くため、スボレキサント、ロミタピド、チカグレロル、タダラフィルなどとは併用禁忌である。 |
| 28 | × | DNA依存性RNAポリメラーゼを阻害するものにリファンピシンがある。エリスロマイシンはマクロライド系の抗菌薬であり、細菌の70Sリボソームのうち、50Sリボソームに結合し、タンパク質合成を阻害する。 |

29 ★★ エリスロマイシンは、ピタバスタチンの薬効を減弱させる。

30 ★★★ アジスロマイシンは、細菌のリボソーム50Sサブユニットに結合し、タンパク質合成を阻害する。

31 ★★★ テトラサイクリンは、細菌リボソーム30Sサブユニットに結合し、アミノアシルtRNAのリボソームへの結合を阻害する。

32 ★★★ ミノサイクリンは、細胞膜を傷害し、細菌の細胞内物質を漏出させる。

33 ★★ リンコマイシンは、DNA依存性RNAポリメラーゼを阻害することで細菌のDNA複製を阻害する。

34 ★★ リネゾリドは、細菌のリボソームと結合し、翻訳過程の70S開始複合体の形成を阻害する。

35 ★ リネゾリドは、骨髄抑制を起こすことがあり、定期的な血液検査が重要である。

36 ★★ スルファメトキサゾールは、パラアミノ安息香酸と競合的に拮抗することで葉酸の生合成を阻害する。

37 ★★★ レボフロキサシンは、細菌のDNAジャイレースを阻害し、DNAの複製を阻害する。

38 ★★★ ノルフロキサシンは、DNAジャイレースを阻害することで細菌のDNA複製を抑制する。

**29** ×　エリスロマイシンは、ピタバスタチンを**肝細胞**内へ取り込む**有機アニオントランスポーター**を阻害し、ピタバスタチンの血中濃度を**上昇**させる。**横紋筋融解症**のリスクが上昇するため、両者は併用**禁忌**である。

**30** ○　アジスロマイシンはマクロライド系の抗菌薬であり、細菌のリボソーム**50S**サブユニットに結合し、タンパク質合成を阻害する。作用持続時間が**長く**、また、薬を併用した際の相互作用は**少ない**。他のマクロライド系のものと比較して、安全性が**高い**と覚えておくとよい。

**31** ○　テトラサイクリンはテトラサイクリン系の抗菌薬であり、細菌リボソーム**30S**サブユニットに結合し、アミノアシルtRNAのリボソームへの結合を阻害することで**タンパク質**合成を阻害する。

**32** ×　細胞膜に作用するものに、MRSAに用いる**ダプトマイシン**がある。ミノサイクリンはテトラサイクリン系の抗菌薬であり、細菌リボソーム**30S**サブユニットに結合し、タンパク質合成を阻害する。

**33** ×　DNA依存性RNAポリメラーゼを阻害するものに**リファンピシン**がある。リンコマイシンはリンコマイシン系の抗菌薬であり、細菌のリボソーム**50S**サブユニットに結合し、タンパク質合成を阻害する。

**34** ○　リネゾリドは、細菌のリボソームと結合し、翻訳過程の**70S**開始複合体の形成を阻害し、タンパク質合成を阻害する。**バンコマイシン**耐性球菌（VRE）にも効果を示す。

**35** ○　リネゾリドは、**骨髄抑制**を起こすことがあり、定期的な血液検査が重要である。

**36** ○　スルファメトキサゾールはサルファ剤であり、パラアミノ安息香酸と競合的に拮抗することで**葉酸**の生合成を阻害する。

**37** ○　レボフロキサシンは、細菌の**DNAジャイレース**及びトポイソメラーゼⅣを阻害し、DNAの複製を阻害する。

**38** ○　ノルフロキサシンは、**DNAジャイレース**を阻害することで細菌のDNA複製を抑制する。

39 ★★★ シプロフロキサシンはCYP1A2を阻害し、チザニジンとは併用禁忌である。

40 ★★★ リファンピシンは、細菌リボソーム50Sサブユニットに結合し、タンパク質合成を阻害する。

41 ★★ リファキシミンは、アンモニア産生菌のDNA依存性RNAポリメラーゼを阻害し、肝性脳症に用いられる。

42 ★★★ イソニアジドは、ミコール酸の生合成を阻害し、結核菌に対して抗菌作用を示す。

43 ★★★ エタンブトールは、結核菌の核酸合成を阻害するが、副作用に聴覚障害がある。

44 ★★ アダパレンは、発生するフリーラジカルがアクネ菌への障害作用を示し、尋常性ざ瘡に用いられる。

## 14-2 抗真菌薬

3択

1 ★★★ 抗真菌薬ブテナフィンが阻害するのはどれか。

a DNAトポイソメラーゼⅡ
b スクアレンエポキシダーゼ
c ラノステロールC-14脱メチル化酵素

2 ★★ 核酸合成を阻害し、抗真菌作用を示すのはどれか。

a ナイスタチン
b フルシトシン
c ミコナゾール

正誤

3 ★★★ イトラコナゾールは､真菌細胞内のスクアレンエポキシダーゼを選択的に阻害することで真菌細胞膜の合成を抑制する。

4 ★★★ ミコナゾールは、白癬菌に対してタンパク質合成阻害により抗真菌作用を示す。

| | | |
|---|---|---|
| 39 | ○ | シプロフロキサシンはCYP1A2を阻害し、チザニジンとは併用禁忌である。 |
| 40 | × | リファンピシンは、DNA依存性RNAポリメラーゼを阻害し、結核菌の増殖を抑制する。 |
| 41 | ○ | リファキシミンは、アンモニア産生菌のDNA依存性RNAポリメラーゼを阻害し、肝性脳症に用いられる。 |
| 42 | ○ | イソニアジドは、細胞壁成分であるミコール酸の生合成を阻害し、結核菌に対して抗菌作用を示す。 |
| 43 | × | エタンブトールは、結核菌の核酸合成を阻害するが、副作用に視覚障害がある。 |
| 44 | × | 過酸化ベンゾイルの記述である。アダパレンは、レチノイン酸受容体刺激作用により、角質層が肥厚するのを阻害するため、尋常性ざ瘡に用いられる。 |

## 解答 抗真菌薬

| | | |
|---|---|---|
| 1 | b | ブテナフィンは真菌のスクアレンエポキシダーゼを阻害し、真菌の細胞膜合成を阻害する。イトラコナゾールなどのアゾール系抗真菌薬は、ラノステロールC-14脱メチル化酵素の阻害により、真菌の細胞膜合成を阻害する。 |
| 2 | b | フルシトシンは、真菌細胞内でフルオロウラシルに変換され、真菌の核酸合成を阻害する。 |
| 3 | × | ブテナフィンやテルビナフィンの記述である。イトラコナゾールはアゾール系抗真菌薬であり、ラノステロールC-14脱メチル化酵素を阻害することで真菌細胞膜の合成を抑制する。 |
| 4 | × | ミコナゾールは、白癬菌に対して細胞膜合成阻害により抗真菌作用を示す。 |

5 ★★★ ☑☑☑ ミコナゾールは、ワルファリンやトリアゾラムなどのCYPによって代謝を受ける多くのものと併用禁忌である。

6 ★★★ ☑☑☑ ボリコナゾールは重篤な肝障害を起こすことがあり、TDMを要する抗真菌薬である。

7 ★★★ ☑☑☑ ボリコナゾールは、CYP2C19、CYP2C9、CYP3Aを誘導する。

8 ★★★ ☑☑☑ エフィナコナゾールは、爪白癬に対しての外用薬である。

9 ★★★ ☑☑☑ テルビナフィンは、1,3-β-グルカン合成を阻害することで細胞壁の合成を抑制する。

10 ★★★ ☑☑☑ ブテナフィンは、スクアレンエポキシダーゼを阻害し、真菌細胞膜成分のエルゴステロールの生合成を阻害する。

11 ★★★ ☑☑☑ アムホテリシンBは、真菌の細胞膜成分であるエルゴステロールと結合することで細胞膜の機能障害を起こす。

12 ★★★ ☑☑☑ アムホテリシンBは、医薬品適正使用のために、必ず真菌感染症の診断が確定した後に投与する。

13 ★★★ ☑☑☑ アムホテリシンBの副作用には、重篤な腎障害がある。

14 ★★★ ☑☑☑ ミカファンギンは、ラノステロールC-14脱メチル化酵素を阻害することで真菌細胞膜の合成を抑制する。

15 ★★★ ☑☑☑ フルシトシンは、真菌細胞内に選択的に取り込まれた後、脱アミノ化されて5-フルオロウラシルとなり、核酸合成を阻害する。

**5** ○ ミコナゾールはCYPへの阻害作用が**強く**、ワルファリンやトリアゾラムなどのCYPによって代謝を受ける多くのものと併用**禁忌**である。

**6** ○ ボリコナゾールは重篤な**肝**障害を起こすことがあり、TDMを要する抗真菌薬である。**食後**投与では血中濃度の低下が見られるため、ボリコナゾールは**食間**に服用する。

**7** × ボリコナゾールは、CYP2C19、CYP2C9、CYP3Aを**阻害**する。

**8** ○ エフィナコナゾールは、爪白癬に対しての**外用**薬である。従来、爪白癬には**内服**しか治療法がなく、エフィナコナゾールの発売は画期的であった。

**9** × **ミカファンギン**などの記述である。テルビナフィンは、**スクアレンエポキシダーゼ**を阻害し、真菌細胞**膜**の合成を阻害する。

**10** ○ ブテナフィンやテルビナフィンは、**スクアレンエポキシダーゼ**を阻害し、真菌細胞**膜**成分のエルゴステロールの生合成を阻害する。

**11** ○ アムホテリシンBは、真菌の細胞膜成分であるエルゴステロールと**結合**することで細胞**膜**の機能障害を起こす。膜の合成過程を止めるのではなく、できあがった膜を破壊していくイメージで考えるとよい。

**12** × 診断確定前であっても、疑わしいケースでは投与を**開始**し、確定診断にて症状の原因が明確に違うとわかれば薬剤の変更などを行う。

**13** ○ アムホテリシンBの副作用には、重篤な**腎**障害がある。

**14** × **イトラコナゾール**や**ミコナゾール**など**アゾール**系抗真菌薬の記述である。ミカファンギンは、1,3-β-グルカン合成を阻害することで細胞**壁**の合成を抑制する。

**15** ○ フルシトシンは、真菌細胞内で**フルオロウラシル**に変換され、真菌の**DNA**及び**RNA**合成を阻害する。

# 14-3 抗ウイルス薬

3択

1  ラミブジンが阻害する酵素はどれか。
a　逆転写酵素
b　インテグラーゼ
c　HIVプロテアーゼ

2  HIVプロテアーゼを阻害する抗ウイルス薬はどれか。
a　インジナビル
b　ザナミビル
c　マラビロク

3  ノイラミニダーゼを阻害する抗ウイルス薬はどれか。
a　リトナビル
b　アマンタジン
c　オセルタミビル

正誤

4  ジドブジンは、細胞内で水酸化を受けて活性化され、ウイルスの増殖に必要なプロテアーゼを阻害する。

5 ジドブジンは、ヒト免疫不全ウイルス(HIV)のプロテアーゼを阻害し、ウイルスの増殖を抑制する。

6 ジドブジンは、感染細胞内でリン酸化され、HIV逆転写酵素を競合的に阻害する。

7 アバカビルは、HIVインテグラーゼを阻害して、HIVゲノムが宿主細胞ゲノムに組み込まれるのを妨げる。

8 ラミブジンは、B型肝炎ウイルス(HBV)のRNA依存性RNAポリメラーゼを阻害することで、HBVの複製を抑制する。

9 ラミブジンは、ウイルスの逆転写酵素を阻害し、B型肝炎ウイルスの増殖を抑制する。

10 ラミブジンは、CCR5ケモカイン受容体を遮断することでHIV感染を抑制する。

11 ネビラピンは、HIV-1の逆転写酵素の疎水ポケット部分に結合して酵素活性を阻害する。

## 解答 抗ウイルス薬

| | | |
|---|---|---|
| 1 | a | ラミブジンは、逆転写酵素を阻害し、ヒト免疫不全ウイルス(HIV)やB型肝炎ウイルス(HBV)の増殖を抑制する。 |
| 2 | a | インジナビルやリトナビルなど(～ナビル、とつくもの)は、HIVプロテアーゼを阻害し、HIVの増殖を抑制する。 |
| 3 | c | オセルタミビルやザナミビルは、インフルエンザウイルスのノイラミニダーゼを阻害し、感染細胞からのウイルスの遊離、体内での感染拡大を抑制する。 |
| 4 | × | ジドブジンは、細胞内でリン酸化を受けて活性化され、ウイルスの増殖に必要な逆転写酵素を阻害する。 |
| 5 | × | ジドブジンは、HIVの逆転写酵素を阻害し、ウイルスの増殖を抑制する。 |
| 6 | ○ | ジドブジンは、感染細胞内でリン酸化され、HIV逆転写酵素を競合的に阻害する。リルピビリンやネビラピンは、非競合的に逆転写酵素を阻害する。 |
| 7 | × | ラルテグラビルやドルテグラビルの記述である。アバカビルは、HIVの逆転写酵素を阻害し、ウイルスの増殖を抑制する。 |
| 8 | × | ラミブジンは、HBVのRNA依存性DNAポリメラーゼ(RNAからDNAを作る酵素＝逆転写酵素)を阻害することで、HBVの複製を抑制する。 |
| 9 | ○ | ラミブジンは、ウイルスの逆転写酵素を阻害し、B型肝炎ウイルスやヒト免疫不全ウイルスの増殖を抑制する。 |
| 10 | × | マラビロクの記述である。ラミブジンは逆転写酵素を阻害し、HIVの増殖を抑制する。 |
| 11 | ○ | ネビラピンは非ヌクレオシド系であり、HIV-1の逆転写酵素の疎水ポケット部分に結合して酵素活性を非競合的に阻害する。 |

12 ★★★ エファビレンツは、CYP3Aを阻害する。

13 ★★★ リルピビリンは、RNAポリメラーゼを阻害する。

14 ★★★ リトナビルは、ウイルスの逆転写酵素を競合的に阻害する。

15 ★★★ リトナビルは、インフルエンザウイルスのNS3/4Aプロテアーゼを阻害し、感染細胞からのウイルスの遊離を抑制する。

16 ★★★ ネルフィナビルは、HIVプロテアーゼを阻害して、HIV前駆体ポリタンパク質の切断を妨げる。

17 ★★★ アタザナビルは、非ヌクレオシド系薬であり、逆転写酵素を阻害する。

18 ★★★ ラルテグラビルは、ウイルスDNAに取り込まれてDNA鎖伸長を停止させる。

19 ★★★ ラルテグラビルは、インテグラーゼを阻害することでHIVの増殖を抑制する。

20 ★★★ ドルテグラビルは、HIVインテグラーゼを阻害する。

21 ★★★ マラビロクは、C-C Chemokine Receptor 5 (CCR5) を遮断する。

22 ★★★ マラビロクは、dGTPと拮抗してHIV-1の逆転写酵素を競合的に阻害する。

23 ★★★ アマンタジンは、ノイラミニダーゼを阻害することでインフルエンザウイルスの感染細胞からの遊離を抑制する。

24 ★★★ アマンタジンは、B型インフルエンザウイルスのM2タンパク質を阻害し脱殻を抑制する。

| | | |
|---|---|---|
| 12 | × | エファビレンツは、CYP3Aを**誘導**する。併用薬の薬効を減弱させることが多い。 |
| 13 | × | リルピビリンは**非**ヌクレオシド系であり、HIV-1の逆転写酵素の疎水ポケット部分に結合して酵素活性を**非競合**的に阻害する。 |
| 14 | × | リトナビルは、**HIV**の**プロテアーゼ**を競合的に阻害する。 |
| 15 | × | リトナビルは、**HIV**の**プロテアーゼ**を競合的に阻害する。 |
| 16 | ○ | ネルフィナビルは、HIV**プロテアーゼ**を阻害して、HIV前駆体ポリタンパク質の切断を妨げ、HIVの増殖を抑制する。 |
| 17 | × | 非ヌクレオシド系で非競合的に逆転写酵素を阻害するものに、**ネビラピン**、**エファビレンツ**、**リルピビリン**がある。アタザナビルは、HIV**プロテアーゼ**を阻害する。 |
| 18 | × | ラルテグラビルは、HIV**インテグラーゼ**を阻害して、**HIV**ゲノムが**宿主**細胞ゲノムに組み込まれるのを阻害し、HIVの増殖を阻害する。 |
| 19 | ○ | ラルテグラビルは、HIV**インテグラーゼ**を阻害して、**HIV**ゲノムが**宿主**細胞ゲノムに組み込まれるのを阻害し、HIVの増殖を阻害する。 |
| 20 | ○ | ドルテグラビルは、HIV**インテグラーゼ**を阻害する。 |
| 21 | ○ | マラビロクは、**CCR5**を遮断し、HIVの宿主細胞内への**侵入**を阻害し、HIVの増殖を抑制する。 |
| 22 | × | **アバカビル**の記述である（**アバカビル**はHIV-2への作用は確認されていない）。マラビロクは**CCR5**を遮断し、HIVの宿主細胞内への**侵入**を阻害し、HIVの増殖を抑制する。 |
| 23 | × | **オセルタミビル**や**ザナミビル**の記述である。アマンタジンは、**A**型インフルエンザウイルスのM2タンパク質を阻害し**脱殻**を抑制する。 |
| 24 | × | アマンタジンは、**A**型インフルエンザウイルスのM2タンパク質を阻害し脱殻を抑制する。 |

25 ★★★ ☑☑☑ オセルタミビルは、感染細胞内で形成されたウイルス粒子が細胞から遊離する際に働くノイラミニダーゼを阻害することで、ウイルスの増殖を抑制する。

26 ★★★ ☑☑☑ オセルタミビルは、その活性代謝物がウイルスの脱殻を阻害し、核内へのウイルスの侵入を阻止する。

27 ★★★ ☑☑☑ ザナミビルは、A型及びB型インフルエンザウイルスのノイラミニダーゼを選択的に阻害する。

28 ★★★ ☑☑☑ バロキサビル マルボキシルは、体内で活性体に変換されて、キャップ依存性エンドヌクレアーゼを阻害する。

29 ★★★ ☑☑☑ ファビピラビルは、細胞内でリボシル三リン酸体となり、RNA依存性RNAポリメラーゼを阻害する。

30 ★★★ ☑☑☑ ホスカルネットは、サイトメガロウイルスのRNAポリメラーゼのピロリン酸結合部位に結合して、RNAの合成を阻害する。

31 ★★★ ☑☑☑ アシクロビルは、細胞内でアシクロビル三リン酸となり、ウイルスのDNAポリメラーゼを阻害する。

32 ★★★ ☑☑☑ アシクロビルは、三リン酸化体に変換されて、帯状疱疹ウイルスに感染した宿主細胞内でデオキシグアノシン三リン酸(dGTP)と競合して、ウイルスのDNAポリメラーゼを阻害する。

33 ★★★ ☑☑☑ アシクロビルは、単純ヘルペスウイルス(HSV)1型の増殖を抑制するが、HSV2型の増殖は抑制しない。

34 ★★★ ☑☑☑ バラシクロビルは、アシクロビルに変換された後、単純ヘルペスウイルス由来のチミジンキナーゼでリン酸化され、ウイルスDNAの複製を抑制する。

**25** ○ オセルタミビルやザナミビルは、感染細胞内で形成されたウイルス粒子が細胞から遊離する際に働くノイラミニダーゼを阻害することで、ウイルスの増殖を抑制する。体内での感染拡大の後に服用しても効果は期待できないため、症状の出現から48時間以内に服用することとされている。

**26** × オセルタミビルは、その活性代謝物がウイルスのノイラミニダーゼを阻害し、ウイルスの増殖を抑制する。

**27** ○ ザナミビルは、A型及びB型インフルエンザウイルスのノイラミニダーゼを選択的に阻害する。

**28** ○ バロキサビル マルボキシルは、体内で活性体に変換されて、インフルエンザウイルスの増殖に必要なキャップ依存性エンドヌクレアーゼを阻害する。

**29** ○ ファビピラビルは、細胞内でリボシル三リン酸体となり、インフルエンザウイルスのRNA依存性RNAポリメラーゼを阻害する。催奇形性があり、妊婦への投与は禁忌である。

**30** × ホスカルネットは、サイトメガロウイルスのDNAポリメラーゼのピロリン酸結合部位に結合して、DNAの合成を阻害する。

**31** ○ アシクロビルは、細胞内でアシクロビル三リン酸となり、ウイルスのDNAポリメラーゼを阻害する。ヘルペスウイルスの増殖を抑制する。

**32** ○ アシクロビルは、三リン酸化体に変換されて、帯状疱疹ウイルスに感染した宿主細胞内でdGTPと競合して、ウイルスのDNAポリメラーゼを阻害する。

**33** × アシクロビルは、HSV1型(主に口唇ヘルペスの原因)の増殖を抑制し、かつHSV2型(主に性器ヘルペスの原因)の増殖も抑制する。

**34** ○ バラシクロビルは、アシクロビルに変換された後、単純ヘルペスウイルス由来のチミジンキナーゼでリン酸化され、dGTPと競合してDNAポリメラーゼを阻害することでウイルスDNAの複製を抑制する。

35 ★★★ ガンシクロビルは、ウイルスのノイラミニダーゼを阻害する。

36 ★★★ ガンシクロビルは、サイトメガロウイルスのチミジンキナーゼにより一リン酸化された後、宿主細胞キナーゼで三リン酸化体まで変換されて、ウイルスのRNAポリメラーゼを阻害する。

37 ★★ ビダラビンは、感染細胞内で三リン酸化体に変換され、ウイルスのDNAポリメラーゼを阻害する。

38 ★★ アメナメビルは、帯状疱疹ウイルスのヘリカーゼ・プライマーゼ複合体のDNA依存性ATPase活性を阻害して、mRNAの合成を阻害する。

39 ★★★ エンテカビルは、チミジンキナーゼによって活性型に変換され、ヘルペスウイルスのDNAポリメラーゼを阻害することでウイルスの増殖を抑制する。

40 ★ リバビリンは、DNAポリメラーゼを阻害する。

41 ★★★ ソホスブビルは、C型肝炎ウイルス(HCV)のNS3/4Aプロテアーゼを阻害することで、HCVの複製を抑制する。

42 ★★ レジパスビルは、キャップ依存性エンドヌクレアーゼを阻害し、ソホスブビルとの合剤として使用される。

43 ★★ アスナプレビルは、NS5Bポリメラーゼを阻害する。

44 ★★ テラプレビルは、逆転写酵素を阻害する。

45 ★★ レムデシビルは、DNA依存性DNAポリメラーゼを阻害し、SARS-CoV-2の増殖を抑制する。

46 ★★ モルヌピラビルは、RNA依存性RNAポリメラーゼを阻害し、SARS-CoV-2の増殖を抑制する。

47 ★★ ニルマトレルビルは、RNA依存性RNAポリメラーゼを阻害し、SARS-CoV-2の増殖を抑制する。

| | | |
|---|---|---|
| 35 | × | ガンシクロビルは、サイトメガロウイルスのDNAポリメラーゼを阻害する。 |
| 36 | × | ガンシクロビルは、サイトメガロウイルスのキナーゼにより一リン酸化された後、宿主細胞のキナーゼで三リン酸化体まで変換されて、ウイルスのDNAポリメラーゼを阻害する。 |
| 37 | ○ | ビダラビンは、感染細胞内で三リン酸化体に変換され、ウイルスのDNAポリメラーゼを阻害する。 |
| 38 | × | アメナメビルは、帯状疱疹ウイルスのヘリカーゼ・プライマーゼ複合体のDNA依存性ATPase活性を阻害して、DNAの合成を阻害する。 |
| 39 | × | アシクロビルなどの記述である。エンテカビルは細胞内でリン酸化の後、B型肝炎ウイルス(HBV)のDNAポリメラーゼを阻害し、ウイルスの増殖を抑制する。 |
| 40 | × | リバビリンは、RNA依存性RNAポリメラーゼ(NS5Bポリメラーゼ)を阻害する。 |
| 41 | × | ソホスブビルは、HCVのNS5Bポリメラーゼを阻害することで、HCVの複製を抑制する。 |
| 42 | × | レジパスビルは、NS5Aを阻害し、ソホスブビルとの合剤として使用される。 |
| 43 | × | アスナプレビルは、NS3/4Aプロテアーゼを阻害する。 |
| 44 | × | テラプレビルは、NS3/4Aプロテアーゼを阻害する。 |
| 45 | × | レムデシビルは、RNA依存性RNAポリメラーゼを阻害し、SARS-CoV-2の増殖を抑制する。 |
| 46 | ○ | モルヌピラビルは、RNA依存性RNAポリメラーゼを阻害し、SARS-CoV-2の増殖を抑制する。経口薬である。 |
| 47 | × | ニルマトレルビルは、3CLプロテアーゼを阻害し、SARS-CoV-2の増殖を抑制する。 |

# 14-4 その他の感染症の薬

3択

1 ★★★ ☑☑☑ ピロリ菌の二次除菌に用いられないのはどれか。

a　ボノプラザン

b　クラリスロマイシン

c　メトロニダゾール

正誤

2 ★★★ ☑☑☑ メトロニダゾールは、C-14脱メチル化酵素を阻害することで効果を発現する。

3 ★★★ ☑☑☑ メトロニダゾールは、DNAの二重鎖切断などの機能障害を起こし、抗トリコモナス作用を示す。

4 ★★★ ☑☑☑ イベルメクチンは、無脊椎動物に$Cl^-$を流入させるため、疥癬に使用される。

5 ★★★ ☑☑☑ イベルメクチンは、3CLプロテアーゼを阻害し、SARS-CoV-2の増殖を抑制する。

# 解答　その他の感染症の薬

| | | |
|---|---|---|
| 1 | b | ピロリ菌の除菌では、一次除菌にはプロトンポンプ阻害薬＋アモキシシリン＋クラリスロマイシンを、二次除菌ではプロトンポンプ阻害薬＋アモキシシリン＋メトロニダゾールを用いる。 |
| 2 | × | メトロニダゾールは、DNAの二重鎖切断などの機能障害を起こし、抗トリコモナス作用を示す。 |
| 3 | ○ | メトロニダゾールは、DNAの二重鎖切断などの機能障害を起こし、抗トリコモナス作用を示す。 |
| 4 | ○ | イベルメクチンは、無脊椎動物に$Cl^-$を流入させるため、疥癬に使用される。 |
| 5 | × | ニルマトレルビルやエンシトレルビルの記述である。イベルメクチンによるSARS-CoV-2への効果は立証できなかった。 |

覚えてる？ **暗記で差がつく医薬品！**

- クラブラン酸（**β-ラクタマーゼ**阻害薬）
- アルベカシン（**タンパク質合成**阻害薬）
- リファキシミン（**DNA依存性RNAポリメラーゼ**阻害薬）
- アバカビル（**逆転写酵素**阻害薬）
- バロキサビル（**キャップ依存性エンドヌクレアーゼ**阻害薬）
- アメナメビル（**ヘリカーゼ・プライマーゼ**阻害薬）
- ソホスブビル（**NS5B**阻害薬）
- グレカプレビル（**NS3/4Aプロテアーゼ**阻害薬）
- モルヌピラビル（**RNA依存性RNAポリメラーゼ**阻害薬）
- メトロニダゾール（**DNA鎖**切断薬）

# 第15章

# 抗悪性腫瘍薬

# 15-1 殺細胞性抗腫瘍薬

3択

**1** 

シクロホスファミドの作用機序はどれか。

a　DNAアルキル化
b　ピリミジン代謝阻害
c　トポイソメラーゼⅡ阻害

**2**

非酵素的にDNA鎖の切断を行うのはどれか。

a　ブスルファン
b　ブレオマイシン
c　フルオロウラシル

**3**

パクリタキセルの作用機序はどれか。

a　葉酸代謝拮抗
b　アロマターゼ阻害
c　チューブリン脱重合阻害

**4** 

ノギテカンの作用機序はどれか。

a　ピリミジン代謝拮抗
b　トポイソメラーゼⅠ阻害
c　微小管タンパク質重合促進

**5** 

DNAトポイソメラーゼⅡを阻害して抗悪性腫瘍作用を示すのはどれか。

a　シスプラチン
b　エトポシド
c　マイトマイシンC

正誤

**6** 

シクロホスファミドは、ジヒドロ葉酸還元酵素をアルキル化してテトラヒドロ葉酸の生成を低下させ、DNA合成を阻害する。

**7** 

シクロホスファミドは、活性酸素を発生させて、DNAを切断する。

**8** 

シクロホスファミドは、副作用で出血性膀胱炎を起こすため、メスナとは併用禁忌である。

# 解答　殺細胞性抗腫瘍薬

**1**　a　シクロホスファミドは、DNAアルキル化によってがん細胞のDNA合成を阻害する。

**2**　b　ブレオマイシンは、フリーラジカル（活性酸素）を生成し、非酵素的にがん細胞のDNA鎖の切断を行う。

**3**　c　パクリタキセルは、チューブリンと結合し、脱重合を抑制（重合を促進）することによって、細胞分裂を阻害する。

**4**　b　ノギテカンやイリノテカンは、トポイソメラーゼⅠ阻害によってがん細胞のDNA合成を阻害する。

**5**　b　エトポシドは、トポイソメラーゼⅡ阻害によってがん細胞のDNA合成を阻害する。

**6**　×　シクロホスファミドは、がん細胞が持つDNAをアルキル化し、DNA合成を阻害する。

**7**　×　ブレオマイシンの記述である。シクロホスファミドは、がん細胞が持つDNAをアルキル化し、DNA合成を阻害する。

**8**　×　シクロホスファミドやイホスファミドは、副作用で出血性膀胱炎を起こすため、その予防のためにメスナと併用される。

9 ベンダムスチンは、DNAアルキル化だけでなく、分裂期のがん細胞の崩壊も促す。

10 メルカプトプリンは、生体内でチオイノシン酸に変換され、アデニル酸及びグアニル酸の生合成を阻害する。

11 フルオロウラシルは、5-フルオロ-2'-デオキシウリジン-5'-リン酸(5-FdUMP)に変換され、チミジル酸合成酵素を不可逆的に阻害してDNA合成を抑制する。

12 テガフールは、体内でフルオロウラシルに変換されて、チミジル酸合成を阻害する。

13 カペシタビンは、生体内でフルオロウラシルに変換され、DNA合成を阻害する。

14 カペシタビンは、副作用で手足症候群を起こすことがある。

15 レボホリナートは、フルオロデオキシウリジン一リン酸(FdUMP)及びチミジル酸合成酵素と複合体を形成することで、フルオロウラシルの抗腫瘍効果を増強する。

16 シタラビンは、細胞内で三リン酸ヌクレオシドに変換され、トポイソメラーゼⅡを阻害してDNA合成を阻害する。

17 シタラビンは、細胞内で三リン酸化されて、DNAポリメラーゼを阻害する。

18 ゲムシタビンは、生体内でリン酸化され、DNAトポイソメラーゼⅡを阻害する。

19 メトトレキサートは、ジヒドロ葉酸還元酵素を阻害し、テトラヒドロ葉酸を枯渇させてDNA合成を抑制する。

20 メトトレキサートは、関節リウマチの治療にも用いられる。

21 メトトレキサートの副作用の軽減に、ホリナートが用いられる。

| | | |
|---|---|---|
| 9 | ○ | ベンダムスチンは、DNAアルキル化だけでなく、分裂期のがん細胞の崩壊も促すことから、既存のアルキル化薬との交叉耐性がほぼない。 |
| 10 | ○ | メルカプトプリンは、生体内でチオイノシン酸に変換され、プリン塩基となるアデニル酸及びグアニル酸の生合成を阻害する。 |
| 11 | ○ | フルオロウラシルは、5-FdUMPに変換され、チミジル酸合成酵素を不可逆的に阻害してDNA合成を抑制する。 |
| 12 | ○ | テガフールは、フルオロウラシルのプロドラッグである。 |
| 13 | ○ | カペシタビンは、フルオロウラシルのプロドラッグである。 |
| 14 | ○ | カペシタビンの手足症候群の出現頻度は他の抗悪性腫瘍薬と比べて高い。 |
| 15 | ○ | レボホリナートはフルオロウラシルの抗腫瘍効果の増強に用いられる。 |
| 16 | × | シタラビンは、細胞内で三リン酸ヌクレオシドに変換され、DNAポリメラーゼを阻害してDNA合成を阻害する。 |
| 17 | ○ | シタラビンは、細胞内で三リン酸化されて、DNAポリメラーゼを阻害する。 |
| 18 | × | ゲムシタビンは細胞内で活性体であるリン酸化体に代謝され、リボヌクレオチドレダクターゼ阻害による間接的なDNA合成阻害作用と、がん細胞DNAに組み込まれてアポトーシスを誘発する直接的なDNA合成阻害作用を示す。 |
| 19 | ○ | メトトレキサートは、ジヒドロ葉酸還元酵素を阻害し、テトラヒドロ葉酸を枯渇させてDNA合成を抑制する。 |
| 20 | ○ | メトトレキサートは、関節リウマチの治療にも用いられる。 |
| 21 | ○ | ホリナートは正常細胞において、細胞の核酸合成を促す。メトトレキサートの副作用の軽減に用いられる。 |

22 ★★★ ☑☑☑ ドキソルビシンは、細胞内で還元され、アルキル化薬として二本鎖DNA間に架橋を形成する。

23 ★★★ ☑☑☑ ドキソルビシンは、投与量に非依存性の副作用として、心筋障害を生じる。

24 ★★★ ☑☑☑ ダウノルビシンは、RNAポリメラーゼを特異的に阻害する。

25 ★★★ ☑☑☑ ブレオマイシンは、活性酸素を発生させ、DNA鎖を切断する。

26 ★★★ ☑☑☑ ブレオマイシンの特徴的な副作用に、間質性肺炎がある。

27 ★★★ ☑☑☑ マイトマイシンCは、DNAへの架橋形成により、抗腫瘍効果を示す。

28 ★★★ ☑☑☑ ビンクリスチンは、チューブリンの重合を促進して微小管を安定化し、細胞分裂を抑制する。

29 ★★★ ☑☑☑ ビンクリスチンは、チューブリンの重合を阻害して微小管分解を引き起こし、細胞分裂を抑制する。

30 ★★★ ☑☑☑ パクリタキセルは、チューブリンの重合を阻害することで有糸分裂を抑制する。

31 ★★★ ☑☑☑ ドセタキセルは、微小管を安定化して、有糸分裂を阻害する。

32 ★★★ ☑☑☑ イリノテカンは、フリーラジカルを発生して、DNA鎖を切断する。

33 ★★★ ☑☑☑ エトポシドは、トポイソメラーゼⅡを阻害してDNA合成を阻害する。

34 ★★★ ☑☑☑ エトポシドは、トポイソメラーゼⅡを阻害して、切断されたDNA鎖の再結合を阻害する。

35 ★★★ ☑☑☑ シスプラチンは、DNA鎖に架橋を形成し、DNA合成を阻害する。

| | | |
|---|---|---|
| 22 | × | ドキソルビシンは、DNA鎖への嵌まり込み(インターカレーション)により、DNAの鋳型としての機能を障害し、DNAポリメラーゼ及びRNAポリメラーゼを阻害する。 |
| 23 | × | ドキソルビシンは、累積投与量依存性の副作用として、心筋障害を生じる。投与量に依存せず、心筋障害を生じるものにはトラスツズマブがある。 |
| 24 | × | ダウノルビシンは、DNA鎖への嵌まり込み(インターカレーション)により、DNAの鋳型としての機能を障害し、DNAポリメラーゼ及びRNAポリメラーゼを阻害する。 |
| 25 | ○ | ブレオマイシンは、フリーラジカル(活性酸素)を生成し、非酵素的にがん細胞のDNA鎖の切断を行う。 |
| 26 | ○ | ブレオマイシンの特徴的な副作用に、間質性肺炎や肺線維症がある。 |
| 27 | ○ | マイトマイシンCは、DNAへの架橋形成により、抗腫瘍効果を示す。 |
| 28 | × | パクリタキセルの記述である。ビンクリスチンは、チューブリンの重合を阻害して微小管分解を引き起こし、細胞分裂を抑制する。 |
| 29 | ○ | ビンクリスチンは、チューブリンの重合を阻害して微小管分解を引き起こし、細胞分裂を抑制する。 |
| 30 | × | パクリタキセルは、チューブリンの重合を促進(脱重合を抑制)して微小管を安定化し、細胞分裂を抑制する。 |
| 31 | ○ | ドセタキセルは、チューブリンの重合を促進(脱重合を抑制)して微小管を安定化し、細胞分裂を抑制する。 |
| 32 | × | ブレオマイシンの記述である。イリノテカンは、トポイソメラーゼⅠ阻害によってがん細胞のDNA合成を阻害する。 |
| 33 | ○ | エトポシドは、トポイソメラーゼⅡを阻害してDNA合成を阻害する。 |
| 34 | ○ | エトポシドは、トポイソメラーゼⅡを阻害して、切断されたDNA鎖の再結合を阻害する。 |
| 35 | ○ | シスプラチンは、DNA鎖に架橋を形成し、DNA合成を阻害する。 |

36 ★★★ シスプラチンは、腎障害及び悪心・嘔吐の出現頻度が他の抗悪性腫瘍薬に比べて高い。

37 ★★★ シスプラチン使用時は、治療効果を高めるために、水分の摂取量を制限する。

38 ★★ オキサリプラチンの特徴的な副作用に、末梢神経障害がある。

39 ★★ カルボプラチンは、DNA鎖に架橋を形成し、DNAの複製を阻害する。

## 15-2 分子標的薬

3択

1 ★★★ トラスツズマブの抗悪性腫瘍作用に関わる標的分子はどれか。

- a HER2(ヒト上皮増殖因子受容体2型)
- b mTOR(哺乳類ラパマイシン標的タンパク質)
- c トポイソメラーゼⅠ

2 ★★ 抗CD20モノクローナル抗体はどれか。

- a リツキシマブ
- b ベバシズマブ
- c セツキシマブ

3 ★★ ラムシルマブの抗悪性腫瘍作用に関わる標的分子はどれか。

- a EGFR(上皮増殖因子受容体)
- b VEGF(血管内皮増殖因子)
- c VEGFR-2(血管内皮増殖因子受容体2型)

4 ★★ Bcr-Ablチロシンキナーゼを阻害し、抗悪性腫瘍作用を示す薬物はどれか。

- a イマチニブ
- b ゲフィチニブ
- c エルロチニブ

**36** ○ シスプラチンは、腎障害及び悪心・嘔吐の出現頻度が他の抗悪性腫瘍薬に比べて高い。

**37** × シスプラチン使用時は、副作用軽減のために、輸液や飲水で尿量を増加させ、また必要に応じて利尿薬を投与する。

**38** ○ オキサリプラチンの特徴的な副作用に、末梢神経障害がある。

**39** ○ カルボプラチンは、DNA鎖に架橋を形成し、DNAの複製を阻害する。

## 解答 分子標的薬

**1** a トラスツズマブはHER2を標的とし、HER2陽性(3+)の乳がんや胃がんに用いられる。

**2** a リツキシマブは抗CD20モノクローナル抗体であり、CD20陽性のB細胞性非ホジキンリンパ腫に用いられる。

**3** c ラムシルマブは抗VEGFR-2モノクローナル抗体として、がん細胞における血管新生を阻害し、抗腫瘍効果を示す。抗VEGFモノクローナル抗体には、ベバシズマブがある。

**4** a イマチニブはBcr-Ablチロシンキナーゼを阻害し、慢性骨髄性白血病などに用いられる。

正誤

5 ★★★ トラスツズマブは、CD20抗原を有する細胞を補体依存的に障害する。

6 ★★ ベバシズマブは、ヒト上皮増殖因子受容体2型(HER2)に対するモノクローナル抗体で、血管新生を阻止する。

7 ★★ ベバシズマブの特徴的な副作用に、低血圧がある。

8 ★★ ラムシルマブは、VEGFR-2(血管内皮増殖因子受容体2型)に対するモノクローナル抗体である。

9 ★★ セツキシマブ及びパニツムマブは、抗EGFRモノクローナル抗体であり、RAS遺伝子変異型のがん細胞に効果を示す。

10 ★★ セツキシマブ及びパニツムマブの特徴的な副作用に、ざ瘡などの皮膚障害がある。

11 ★★★ イマチニブは、血管内皮細胞増殖因子受容体(VEGFR)チロシンキナーゼを選択的に阻害し、血管新生を阻害する。

12 ★★★ イマチニブは、Bcr-Ablチロシンキナーゼを阻害する。

13 ★★★ ゲフィチニブは、上皮増殖因子受容体(EGFR)チロシンキナーゼを選択的に阻害する。

14 ★★ クリゾチニブは、ALKチロシンキナーゼを阻害し、ALK融合遺伝子陽性の非小細胞肺がんに用いられる。

15 ★★ アレクチニブは、ALKチロシンキナーゼを阻害し、ALK融合遺伝子陽性の非小細胞肺がんに用いられる。

16 ★★ テムシロリムスは、ほ乳類ラパマイシン標的タンパク質(mTOR)を活性化し、腎細胞がんに用いられる。

17 ★★★ ボルテゾミブは、プロテアソームを活性化することで転写因子NF-κBの活性化を阻害する。

18 ★★★ ニボルマブは、抗PD-1抗体で、T細胞による抗腫瘍作用を増強する。

| | | |
|---|---|---|
| 5 | × | トラスツズマブはHER2を標的とし、HER2陽性(3+)の乳がんや胃がんに用いられる。CD20を標的とするものには、リツキシマブがある。 |
| 6 | × | ベバシズマブは、VEGFに対するモノクローナル抗体で、血管新生を阻止する。 |
| 7 | × | ベバシズマブの特徴的な副作用に高血圧があり、その出現頻度は高い。 |
| 8 | ○ | ラムシルマブは、VEGFR-2に対するモノクローナル抗体である。 |
| 9 | × | セツキシマブ及びパニツムマブは、抗EGFRモノクローナル抗体であり、RAS遺伝子野生型のがん細胞に効果を示す。 |
| 10 | ○ | セツキシマブ及びパニツムマブの特徴的な副作用に、ざ瘡などの皮膚障害がある。 |
| 11 | × | イマチニブはBcr-Ablチロシンキナーゼを阻害し、慢性骨髄性白血病などに用いられる。 |
| 12 | ○ | イマチニブはBcr-Ablチロシンキナーゼを阻害し、慢性骨髄性白血病などに用いられる。 |
| 13 | ○ | ゲフィチニブは、EGFRチロシンキナーゼを選択的に阻害し、非小細胞肺がんに用いられる。 |
| 14 | ○ | クリゾチニブは、ALK及びROS1チロシンキナーゼを阻害し、ALK融合遺伝子陽性やROS1融合遺伝子陽性の非小細胞肺がんに用いられる。 |
| 15 | ○ | アレクチニブは、ALKチロシンキナーゼを阻害し、ALK融合遺伝子陽性の非小細胞肺がんに用いられる。アレクチニブは、クリゾチニブで耐性が認められた場合でも効果を発揮する。 |
| 16 | × | テムシロリムスは、ほ乳類ラパマイシン標的タンパク質(mTOR)を阻害し、腎細胞がんに用いられる。 |
| 17 | × | ボルテゾミブは、プロテアソームを阻害することで転写因子NF-κBの活性化を阻害し、多発性骨髄腫に用いられる。 |
| 18 | ○ | ニボルマブは、免疫チェックポイント阻害薬の1つである。抗PD-1モノクローナル抗体で、T細胞による抗腫瘍作用を増強する。 |

**19** ニボルマブの副作用に自己免疫疾患の惹起があり、1型糖尿病を発症すると高血糖が、橋本病を発症すると低血糖が、それぞれ起こることがある。

**20** イピリムマブは、がん細胞のPD-L1に結合することで、T細胞の活性を増強する。

**21** 

ニボルマブとイピリムマブは同様の機序で、がんへの免疫増強作用を示すため、両者の併用により、相加効果が期待できる。

## 15-3 その他の抗悪性腫瘍薬

3択

**1** 

トレチノインが該当するのはどれか。

a ビタミンA活性代謝物
b ビタミンB活性代謝物
c ビタミンC活性代謝物

正誤

**2** トレチノインは、染色体の異常を消失させて、白血病細胞の分化を誘導するので、急性前骨髄性白血病の寛解維持療法に用いられる。

**3** 

チサゲンレクルユーセルは、患者から採取したB細胞にキメラ抗原受容体(CAR)を結合させ、改変させたB細胞を患者自身に戻すことでCD19陽性のB細胞性急性リンパ芽球性白血病に用いられる。

**19** ○ ニボルマブの副作用に自己免疫疾患の惹起があり、1型糖尿病を発症すると**高**血糖が、橋本病を発症すると**低**血糖が、それぞれ起こることがある。

**20** × **アテゾリズマブ**の記述である。**イピリムマブ**は、抗**CTLA-4**モノクローナル抗体であり、T細胞の活性を増強する。**アテゾリズマブ**と**イピリムマブ**はともに、**免疫チェックポイント**阻害薬である。

**21** × ニボルマブは抗**PD-1**モノクローナル抗体、イピリムマブは抗**CTLA-4**モノクローナル抗体であり、**異なる**機序でT細胞による抗腫瘍効果を増強するため、両者の併用により**相乗**効果が得られる。



## 解答　その他の抗悪性腫瘍薬

**1** a トレチノインは、ビタミンA活性代謝物であり、催奇形性があるため、妊婦には投与**禁忌**である。

**2** ○ トレチノインは、PML-RAPαキメラ遺伝子による幼若白血球の成長抑制作用を解除し、白血球の成長・分化を**誘導**する。急性前骨髄性白血病の寛解維持療法に用いられる。

**3** × チサゲンレクルユーセルは、患者から採取したT細胞に、CD19を特異的に認識するキメラ抗原受容体(CAR)を結合させ、改変させたT(CAR-T)細胞を患者自身に戻すことでCD19陽性のB細胞性急性リンパ芽球性白血病に用いられる。**CAR-T**細胞は体内で定着するため、基本的に一度の投与で効果は持続する。

覚えてる？ **暗記で差がつく医薬品！**

- カペシタビン（**ピリミジン**代謝拮抗薬）
- ラムシルマブ（抗**VEGFR-2**抗体）
- テムシロリムス（**mTOR**阻害薬）
- ボルテゾミブ（**プロテアソーム**阻害薬）
- ニボルマブ（抗**PD-1**抗体）
- イピリムマブ（抗**CTLA-4**抗体）

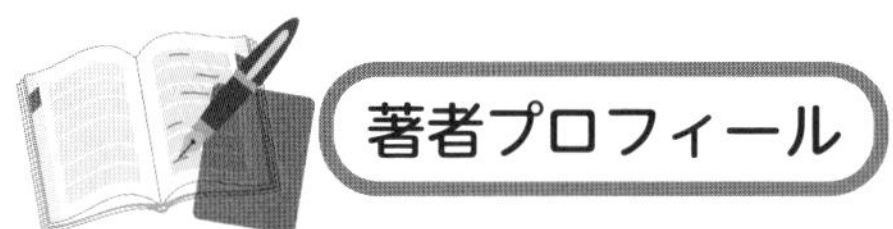


## 木元 貴祥（きもと たかよし）

**株式会社PASSMED 代表取締役**

1986 生まれ。大阪医科薬科大学（旧大阪薬科大学）卒。薬剤師・講師。
大学卒業後、外資系製薬メーカーにMR職で入社。2009年下半期には、骨粗鬆症治療薬のセールスランキングが社内1位に輝くなど順調な企業生活を送るが、学生時代に憧れた講師職への未練を断ち切れずに薬学ゼミナール講師に転職、薬理学を担当する。予備校内の講義に加え、関西圏の大学薬学部での講義も経験するうちに、臨床医療に携わりたい思いが湧き上がり、調剤薬局に転職。多店舗勤務のラウンド薬剤師、施設担当での在宅業務、ドラッグストア勤務などで薬剤師として臨床の腕を磨く。並行して、Skypeを利用した家庭教師業をスタート。現在は、看護師国家試験対策予備校WAGONで講師を行う傍ら、薬剤師国家試験対策（パスメド薬学部試験対策室）や薬学生の就活支援（薬学生プレミア・薬学生サクセス）、新薬情報オンラインなど、薬剤師・薬学生向けの情報発信を行う『パスメド -PASS MED-』の運営と執筆業務に取り組んでいる。薬のことを「わかりやすく」伝えることを専門とする。
著書に『薬剤師国家試験のための薬単 試験にでる医薬品暗記帳』、『薬剤師国家試験のための病単 試験にでる病気まとめ帳』（以上、秀和システム）、『薬の使い分けがわかる！ナースのメモ帳』（メディカ出版）、『同効薬おさらい帳』（じほう）など。

装丁　古屋 真樹（志岐デザイン事務所）
校正　株式会社聚珍社

**薬剤師国家試験のための薬問**
**薬理 一問一答問題集**

発行日　2023年　9月21日　第1版第1刷

著　者　木元　貴祥

発行者　斉藤　和邦
発行所　株式会社　秀和システム
〒135-0016
東京都江東区東陽2-4-2　新宮ビル2F
Tel 03-6264-3105（販売）Fax 03-6264-3094
印刷所　三松堂印刷株式会社　Printed in Japan

ISBN978-4-7980-6957-9 C3047

定価はカバーに表示してあります。
乱丁本・落丁本はお取りかえいたします。
本書に関するご質問については、ご質問の内容と住所、氏名、電話番号を明記のうえ、当社編集部宛FAXまたは書面にてお送りください。お電話によるご質問は受け付けておりませんのであらかじめご了承ください。